“十三五”职业教育规划教材

儿童卫生学

总主编　刘　英
主　编　廖雪霏　戴彩云
副主编　谭震琪　岳瑞珍

合肥工业大学出版社

图书在版编目(CIP)数据

儿童卫生学/廖雪霏,戴彩云主编.—合肥:合肥工业大学出版社,2017.7
ISBN 978-7-5650-3350-6

Ⅰ.①儿… Ⅱ.①廖…②戴… Ⅲ.①儿童少年卫生—研究 Ⅳ.①R179

中国版本图书馆 CIP 数据核字(2017)第 115224 号

儿童卫生学

廖雪霏 戴彩云 主编　　　　责任编辑 李娇娇

出 版	合肥工业大学出版社	版 次	2017 年 7 月第 1 版
地 址	合肥市屯溪路 193 号	印 次	2017 年 7 月第 1 次印刷
邮 编	230009	开 本	787 毫米×1092 毫米 1/16
电 话	艺术编辑部:0551-62903120	印 张	10.5
	市场营销部:0551—62903163	字 数	252 千字
网 址	www.hfutpress.com.cn	印 刷	合肥创新印务有限公司
E-mail	hfutpress@163.com	发 行	全国新华书店

ISBN 978-7-5650-3350-6　　　　定价:28.00 元

序 言

《儿童卫生学》是研究儿童生理解剖特点和生长发育规律的一门课程，是维护和增进儿童身心健康的一门科学。它是高等职业院校学前教育专业或小学教育专业学生的专业基础课程，可为其他专业理论和实践学科提供理论依据，奠定学科基础。

儿童正处于生长发育时期，身体机能尚不成熟，故而对外界的适应能力较差，对疾病的抵抗力较弱。因此，了解儿童的生长发育特点，做好儿童的卫生保健工作，提高儿童的健康水平，是一项重要的日常工作。

本课程共分为八个章节：即概论；儿童生理基础；体格生长发育；儿童营养卫生；常见意外的预防及处理；常见病的预防与处理；儿童心理健康；各年龄期儿童保健内容。通过本课程的学习，学生可以分析儿童实际生活中的卫生现象，能够采取正确的措施保证儿童的健康，同时提高其自身的卫生水平。

本教材的编写注重科学性、系统性，强调实践操作，是一本理论和实践相结合的教材。在编写过程中，编者参考并借鉴了大量国内外的资料，在此对原作者表示最诚挚的谢意。

由于本教材涉及范围广、内容多，加之时间仓促、作者水平有限，书中难免存在不足，恳请广大读者提出宝贵意见，以帮助我们进步。

编者

2017 年 4 月

目　录

第一章 概 论

第一节 儿童生理、心理的特点

儿童从生命开始直到长大成人，整个阶段都处在不断生长发育的过程中，在解剖、生理、病理、心理等方面均与成人不同，并且各年龄段的儿童也存在差异。

一、生理特点

1. 解剖特点

从出生到长大成人，儿童在外观上不断变化，各器官的发育亦遵循一定的规律：如身高、体重、头围、胸围、臂围等的增长，身体各部分比例的改变，骨骼的发育，牙齿的萌出等。了解儿童的解剖特点，有助于我们采取科学的保健方法，比如在新生儿阶段，其头部相对较重，颈部肌肉和颈椎发育相对滞后，因此应特别注意保护头部；儿童骨骼比较柔软且富有弹性，不易折断，但长期受压易变形；儿童髋关节韧带较松，臼窝较浅，易脱臼及损伤，所以应避免过度牵拉。

2. 生理特点

儿童生长发育较快、代谢旺盛，对营养物质特别是蛋白质、水和能量的需要相对比成人多，肠胃消化功能尚未成熟，故易发生营养的缺乏。另外，不同年龄段的儿童有不同的生理正常值，熟悉这些生理特点才能做出正确的处理。

3. 免疫特点

儿童皮肤、黏膜娇嫩易破损，免疫系统发育未成熟，防御能力差。新生儿可从母体中获得免疫物质，故出生后 6 个月内患病概率较小，但 6 个月后，来自母体的免疫物质浓度下降，易发生感染，因此要注意消毒隔离。

二、心理特点

儿童身心未成熟，缺乏适应及满足需要的能力，依赖性较强，不合作，需要保护和照顾。同时儿童心理发育过程易受家庭、环境和教育的影响，因此要根据不同年龄段儿童的心理发育要求，与儿童的家庭、学校共同配合。

儿童卫生与保健的研究对象是儿童，我们要根据其生长发育规律，从体格、智能、行为和社会等各方面来研究和保护儿童，对儿童提供综合性、广泛性的保健，促进其健康成长。

拓展阅读

健康的含义

健康是人类最宝贵的财富，享有健康是全人类的共同理想。同时，健康不仅是个人资源，更是社会的重要资源。尽可能高的健康水平，是全社会的一项重要目标。

关于健康：世界卫生组织（WHO）于1948年在其《宪章》中提出："健康不仅是没有疾病或不虚弱，而是一种身体上、心理上和社会适应方面的完好状态"。现在，这种三维健康观已被越来越多的人所认可。

从这个定义中我们可以看到，健康包括三个层面的内容。

(1)躯体健康：指躯体的结构完好和功能正常。

(2)心理健康：又称精神健康，指人的心理处于完好状态，包括正确认识自我、正确认识环境、及时适应环境。

(3)社会适应能力：包括三个方面，即每个人的能力应在社会系统内得到充分的发挥；作为健康的个体应有效地扮演与其身份相适应的角色；每个人的行为与社会规范相一致。

近年来，世界卫生组织把关于健康的概念再次向外延拓宽，把道德修养和生殖质量也纳入健康的范畴。道德修养作为精神健康的内涵，其内容包括：健康者不以损害他人的利益来满足自己的需要，具有辨别真与伪、善与恶、美与丑、荣与辱等是非观念，能按照社会行为规范来约束自己的思想和行为。生殖健康是指人在生殖过程中，生理、心理和社会关系等方面都处于良好状态，妇女可以安全地经历妊娠和分娩，出生的婴儿能存活并健康成长。

第二节　儿童年龄分期

儿童的生长发育是一个连续、渐进的动态过程。各组织系统逐渐长大，功能日趋成熟。儿童的解剖、生理、体格生长、心理发育、疾病特点都与年龄密切相关，年龄特点是儿童卫生与保健的核心。因此，在临床工作中，按年龄将儿童分为不同阶段或时期进行描述，各期之间既有联系又有区别。

一、胎儿期

卵子与精子结合，即预示着生命的开始，直到妊娠40周胎儿分娩出来，这一阶段称为胎儿期。胎儿期分为两个不同的时期，胚胎期（0～8周）和胎儿期（9～40周）（图1-1）。相当于母亲妊娠早期和妊娠中期、晚期。胚胎期为胎儿发育非常迅速的时期，主要包括卵裂、胚泡形成与植入、三胚层形成与分化等发育过程。妊娠前8周胎儿器官基本形成，已可辨别性别，是胎儿发育的关键期，也是对致畸物质的敏感期（图1-2）。

胎儿中期（13～28周），组织器官迅速成长，功能趋于成熟，但肺发育不成熟，早产存活率低；胎儿后期（29～40周）脂肪、肌肉组织增长致胎儿体重迅速增加，而身长在妊娠中期增长最快。

母体在妊娠期间，如受外界不利因素影响，包括感染、创伤、滥用药物、放射性物质、毒品以及营养缺乏、严重疾病或心理创伤等都可能导致流产、畸形或宫内发育不良。

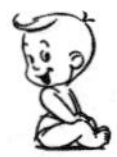

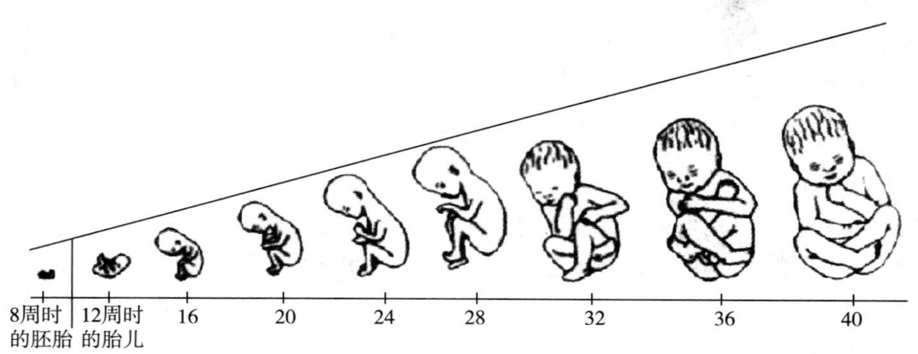

图 1-1 胎儿的发育

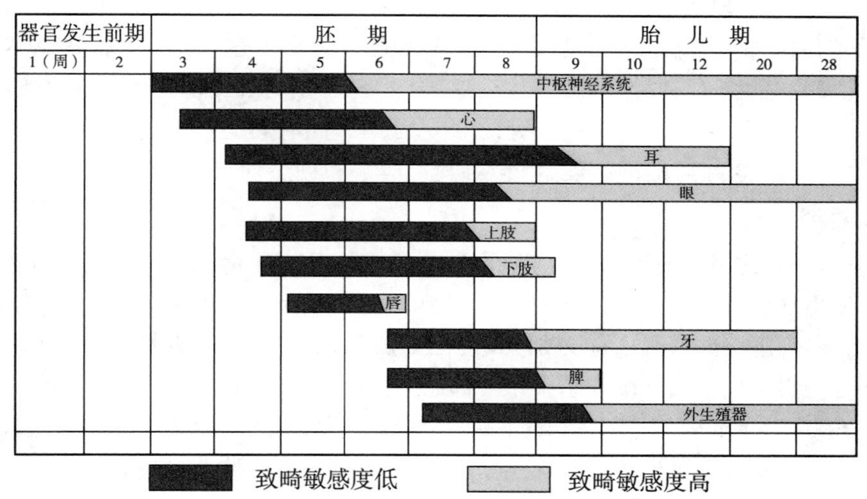

图 1-2 人胚胎主要器官的致畸敏感期

二、新生儿期

自出生后脐带结扎至生后 28 天即为新生儿期，是机体对新环境适应的时期。脐带结扎，新生儿即建立起自己的血液循环；环境中的强烈光线，嘈杂的声响对新生儿都是刺激和干扰；体温调节机制不成熟，对不稳定的环境温度很难适应；抵抗微生物感染需要免疫能力。新生儿需要用最大的力量适应这些生理环境改变。

三、婴儿期

出生至满 1 周岁（12 个月）的儿童称为婴儿期。此时期儿童以乳汁为主要食物，又称乳儿期。这个时期是儿童生长发育的最快时期，因此对热能和营养素的需要相对较大，但此时期小儿消化功能尚未完善，易发生消化紊乱和营养不良。提倡母乳喂养和合理的营养指导十分重要。婴儿期的后 6 个月来自母体的被动免疫逐渐消失，而自身免疫尚不成熟，抗感染能力较弱，易发生感染和传染性疾病，需要有计划地接受预防接种，完成基础免疫。

四、幼儿期

1 周岁至 3 周岁以前的时期称为幼儿期（1～3 岁）。在这个阶段，体格生长速度有所减慢,行为发育迅速,学习走、说、解决问题和与人交往的能力。幼儿开始断奶,食用固体食物,可训练控制大小便。幼儿开始独立并产生好奇,分辨自己和母亲是不同的个体,尝试说"不",容易发脾气,与父母分开易出现分离焦虑。由于幼儿活动范围的增加,但其对危险的识别以及自我保护能力的不足,所以意外伤害概率增加。

五、学龄前期

3 周岁至 5 周岁以前的时期为学龄前期(3～5 岁)。其体格发育处于稳步增长状态,心理发育迅速,与同龄儿童和社会事务有了广泛的接触,求知欲强,知识面扩大,生活自理和社会交往能力得到锻炼。此时期的儿童有较大的可塑性,应加强早期教育,培养其良好的行为习惯,为入学做准备。

六、学龄期

6～12 岁这一阶段为学龄期,相当于小学年龄阶段。此时期儿童的体格生长速度相对缓慢,除生殖系统外,其他器官的发育到本时期末已接近成人水平,12 岁脑重基本达到成人水平。智能发育较之前更成熟,理解、分析、综合能力逐步增强,能运用具体思维,逐渐发展逻辑思维,是长知识、接受科学文化教育的重要时期。此时,儿童积极向上,勤奋学习,在学业上的表现,同学、老师对他的态度,都会对其自尊心和创造性产生影响。

七、青春期

以性发育为标志进入青春期的儿童,首先是身体外形的变化:身体迅速长高,体重明显增加,第二性征出现。其次是生理机能的增强,大脑内部结构和机能不断分化,迅速发展,思考能力进一步增强,理解、分析、判断能力加强,记忆更加深刻、牢固。青春期的发育可持续 7～10 年,一般女童的青春期开始年龄和结束年龄都比男童早 2 年左右。女童一般从 9～11 岁开始,到 17～18 岁为止;男童从 11～13 岁开始,到 18～20 岁为止,此时期儿童的体格生长发育再次加速,出现第二次高峰。生殖系统发育逐渐成熟,青春期发育个体差异较大。

拓展阅读

一、反应停事件

20 世纪 60 年代前后,欧美至少 15 个国家的医生都在使用"反应停"治疗妇女妊娠反应,很多人吃了药后的确就不呕吐了,恶心的症状也得到了明显的改善,于是它成了"孕妇的理想选择"(当时的广告用语)。于是,"反应停"被大量生产、销售,仅在联邦德国就有近 100 万人服用过"反应停","反应停"每月的销量达到 1 吨。在联邦德国的某些州,患者甚至不需要医生处方就能购买到"反应停"。

但随即而来的是,许多出生的婴儿都是短肢畸形,形同海豹(图 1-3),被称为"海豹肢畸形"。1961 年,这种症状终于被证实是孕妇服用"反应停"所导致的。于是,该药被禁用。然而,受其影响的婴儿已多达 1.2 万名。

二、大头娃娃事件

从 2003 年开始,安徽阜阳 100 多名婴儿陆续患上一种怪病,脸大如盘,四肢短小,当地人称之为"大头娃娃"(图 1-4)。2004 年 3 月下旬,有关媒体的报道使安徽阜阳"空壳奶粉"害人事件引起社会关注。4 月 19 日,国务院总理温家宝做出批示,要求国家食品药品监督

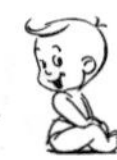

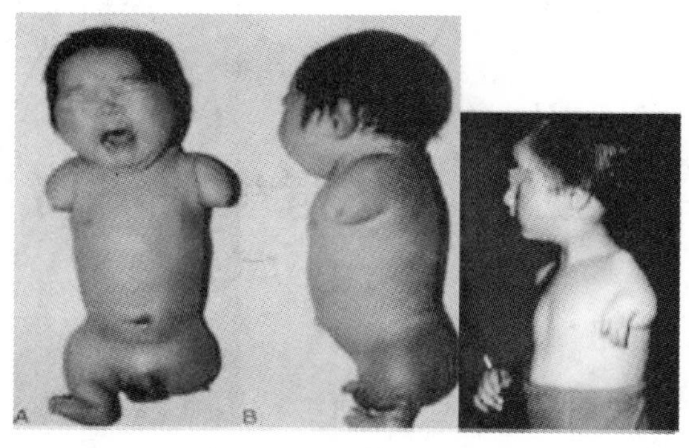

图 1-3 “海豹肢畸形”儿童

管理局对这一事件进行调查，很快由国家食品药品监督管理局、国家质检总局、国家工商总局、卫生部组成的专项调查组先后奔赴阜阳。经对阜阳当地 2003 年 3 月 1 日以后出生，以奶粉喂养为主的婴儿进行的营养状况普查和免费体检显示，因食用“空壳奶粉”造成营养不良的婴儿有 229 人，其中轻中度营养不良的有 189 人，尚有 28 名诊断为营养不良的婴儿正在医院接受治疗。阜阳市因食用“空壳奶粉”造成营养不良而死亡的婴儿 12 人。

安徽阜阳“空壳奶粉”残害婴幼儿事件震惊全国。随后，重庆、江苏、甘肃、浙江、四川等全国各地相继发现“空壳奶粉”。据记者了解，因“空壳奶粉”受害的儿童远不止此。

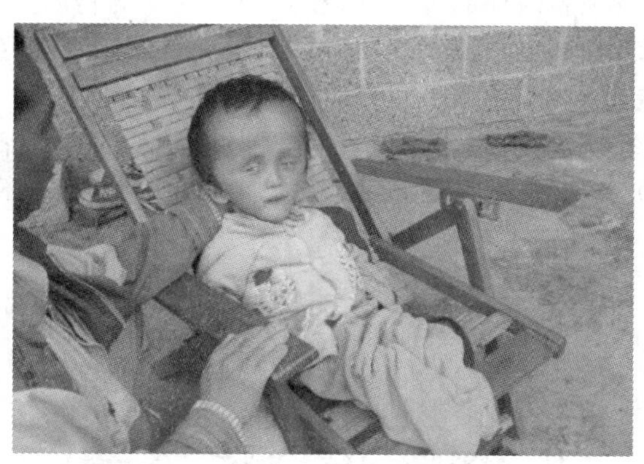

图 1-4 “大头娃娃”

第二章 儿童生理基础

第一节 生理概述

人体由无机物和有机物构成。无机物主要为钠、钾、磷和水等；有机物主要为糖类、脂类、蛋白质与核酸等。

一、细胞

1. 细胞的形态和结构

细胞可分为三部分：细胞膜、细胞质和细胞核（图 2-1）。细胞膜主要由蛋白质、脂类和糖类构成，有保护细胞、维持细胞内部的稳定性、控制细胞内外的物质交换的作用。细胞质是细胞新陈代谢的中心，主要由水、蛋白质、核糖核酸、酶、电解质等组成。细胞质中还悬浮有各种细胞器，主要的细胞器有线粒体、内质网、溶酶体、中心体等。细胞核由核膜围成，其内有核仁和染色质，染色质含有核酸和蛋白质，核酸是控制生物遗传的物质。细胞的大小不一、种类繁多且形态多样（图 2-2）。这些形态不同的细胞一般都与它们所处的环境和功能相适应。

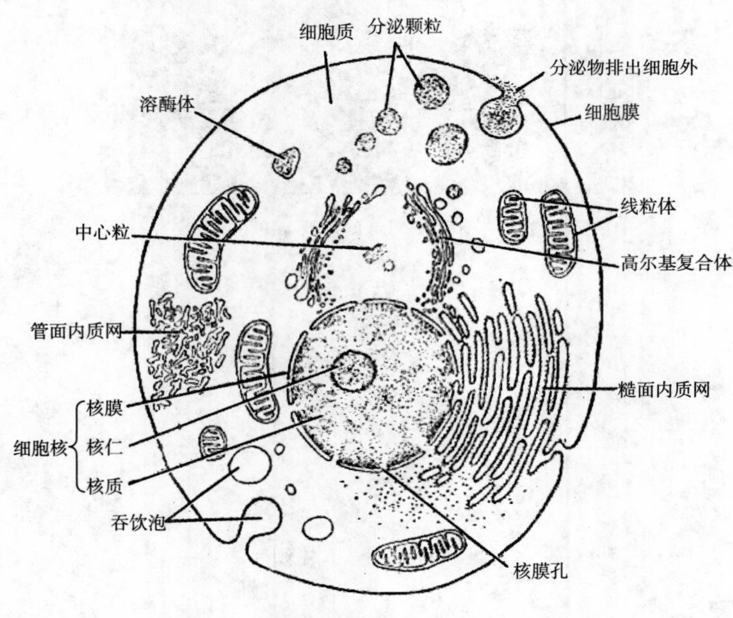

图 2-1 细胞的结构

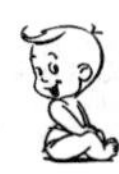

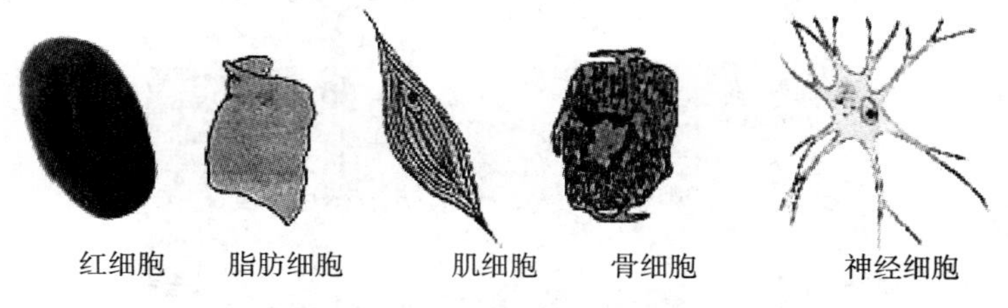

图 2-2 各种不同形状的细胞

2. 细胞间质

细胞间质是存在于细胞与细胞之间的不具有细胞形态结构的物质，它既是细胞分化过程的产物，也是细胞生活的外环境。细胞间质与细胞一起共同构成组织。细胞间质包括无一定形态结构的基质和细丝状的纤维。基质大多为黏性胶状，也有液态状（血液的基质）、半固体状（软骨组织的基质）和固体的基质（骨组织的基质）。纤维包括胶原纤维、弹性纤维和网状纤维。细胞间质中的纤维对细胞具有支持、联络、保护和使组织器官承受拉力、压力以及损伤修复等重要功能。

二、组织

结构、功能、起源基本相同的细胞与细胞间质构成组织。人体内有神经组织、肌组织、结缔组织和上皮组织等。

神经组织由神经元（图 2-3）和神经胶质细胞构成，具有高度的感应性和传导性。神经元由细胞体、树突和轴突构成。树突较短，像树枝一样分支，其功能是将冲动传向细胞体；轴突较长，其末端为神经末梢，其功能是将冲动由胞体向外传出。

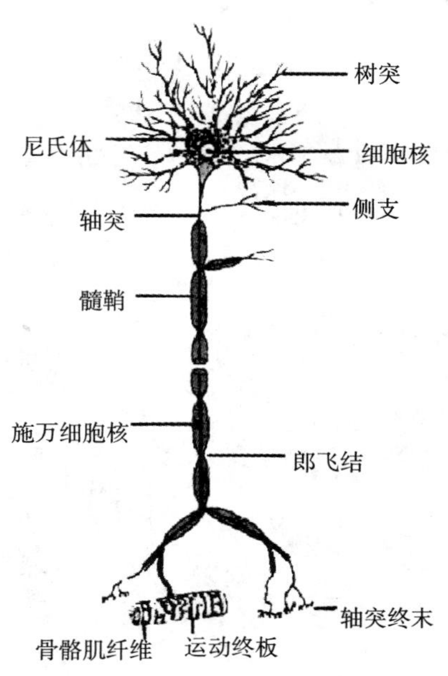

图 2-3 神经元结构图

肌组织（图 2-4）由肌细胞构成。肌细胞有收缩的功能。肌组织按形态和功能可分为骨骼肌、平滑肌和心肌三类。

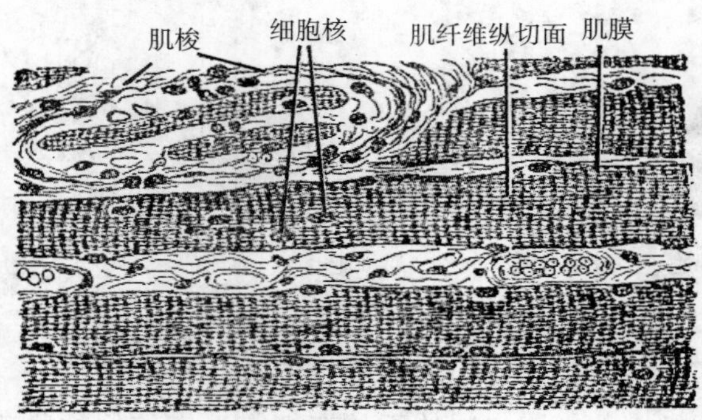

图 2－4　肌组织

结缔组织(图 2－5)由细胞、细胞间质和纤维构成。其特点是细胞分布松散,细胞间质较多。结缔组织主要包括:疏松结缔组织、致密结缔组织、脂肪组织、软骨、骨、血液和淋巴等。它们分别具有支持、联结、营养、防卫、修复等功能。

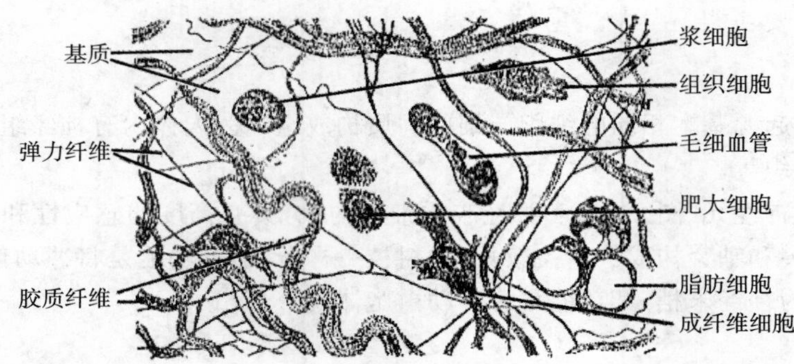

图 2－5　结缔组织

上皮组织(图 2－6)是由许多密集的上皮细胞和少量的细胞间质构成。其特点是细胞排列紧密、间质很少。细胞的形状有扁平的、柱状的、立方的等。细胞既有单层排列,也有复层排列。上皮组织覆盖在身体的表面或体内中空的管、腔、囊的内面,分别具有保护、吸收、分泌、排泄和感觉等功能。

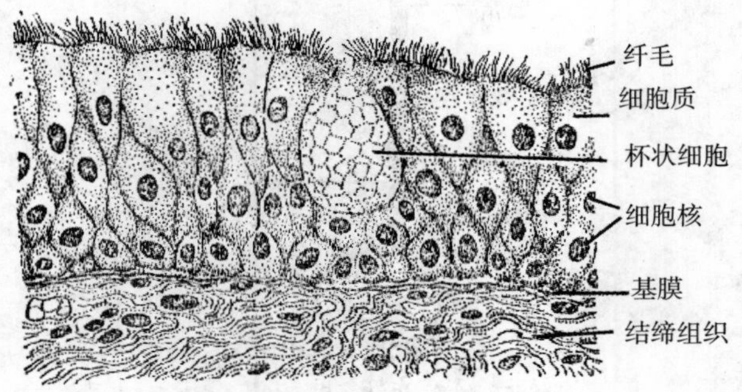

图 2－6　上皮组织

三、器官

由几种组织构成的具有一定形态和功能的结构,称之为器官(图 2－7)。如心、肺、脾、

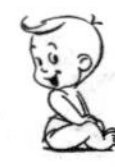

胃，每个器官在人体内部都有一定的位置，具有一定的形态构造和功能。

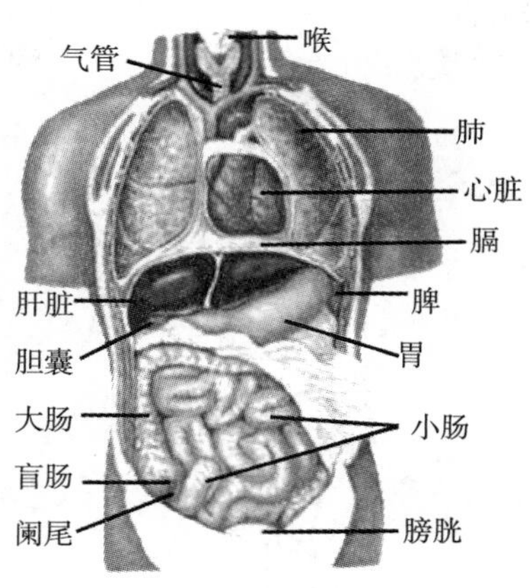

图 2－7　人体内部器官图

四、系统

由共同完成某一方面功能的一些器官构成系统。人体有八个主要系统，即神经系统、循环系统、内分泌系统、感觉器官、消化系统、呼吸系统、泌尿生殖系统以及运动系统。

第二节　儿童解剖生理特点

人是一个具有生命活动功能的整体。不同的部位，有着不同的名称。头颈部的名称：头、颈；躯干部的名称：胸、背、脊椎；上肢部的名称：肩、上臂、前臂、手；下肢部的名称：臀、大腿、小腿、足。

为了便于学习和研究人体各部位及其结构的位置变化，规定以身体直立、两眼向正前方平视，两脚跟靠拢，足尖向前，上肢自然下垂于躯干两侧，手掌向前为人体标准解剖姿势，并以上述姿势为依据，定出一些常用人体方位的术语（图 2－8）。

解剖学方位术语

上——接近头部的称为上；

下——接近足底的称为下；

前——接近腹侧的称为前；

后——接近背侧的称为后；

内侧——接近身体正中线的称为内侧；

外侧——远离身体正中线的称为外侧；

近侧——接近肢体根部的称为近侧；

远侧——远离肢体根部的称为远侧；

尺侧——前臂的内侧称为尺侧；

桡侧——前臂的外侧称为桡侧；

胫侧——小腿的内侧称为胫侧；

腓侧——小腿的外侧称为腓侧；

浅——接近皮肤表面的称为浅；

深——远离皮肤表面的称为深。

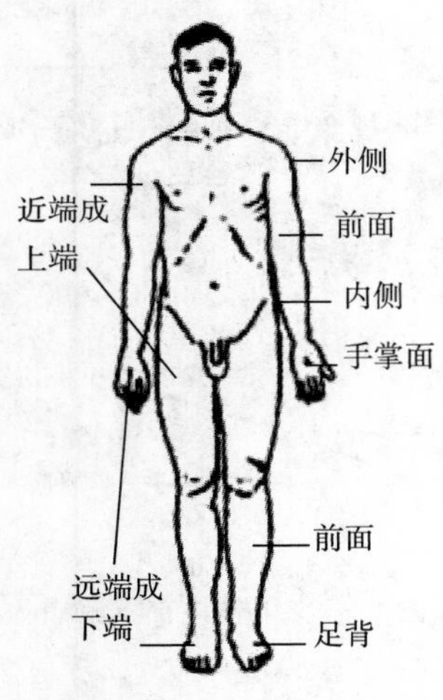

图 2-8　人体解剖体位

人体的切面

矢状面

沿人体的前后径与水平面垂直所做的切面叫作矢状面。当矢状面位于正中而将人体分为左右两半时，该切面称为正中矢状面。

水平面(横切面)

与地面平行，将人体分为上下两个部分所做的切面叫作水平面。

额状面(冠状面)

沿人体的左右径，将人体分为前后两个部分所做的切面叫作额状面。

一、运动系统

(一)运动系统的组成

运动系统由骨、骨连接和骨骼肌三个部分组成(图 2-9)。骨与骨连接联结在一起，构成骨骼，形成了人体体型的基础，并为肌肉提供了广阔的附着点。

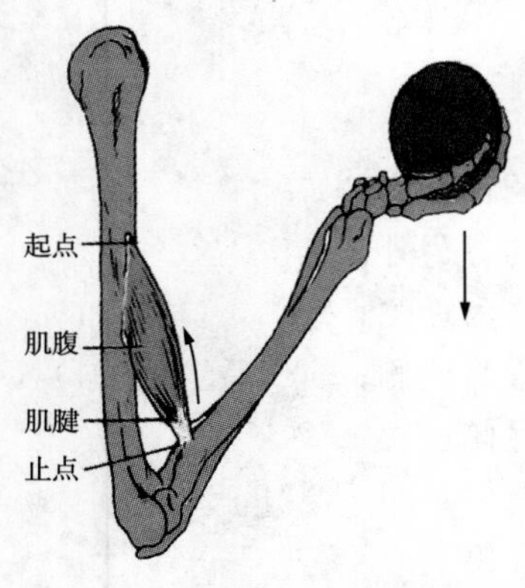

图 2-9　运动系统的组成

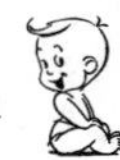

1. 骨

骨，即骨骼。成人为 206 块，可分为躯干骨（51 块）、颅骨（29 块）、上肢骨（64 块）和下肢骨（62 块）四个部分（图 2－10）。骨由骨膜、骨质和骨髓三个部分组成（图 2－11），并有血管神经的分布，能不断进行新陈代谢，有其生长发育的过程，并具有修复和改建的能力，经常进行锻炼可促进骨骼的良好发育和结实粗壮。

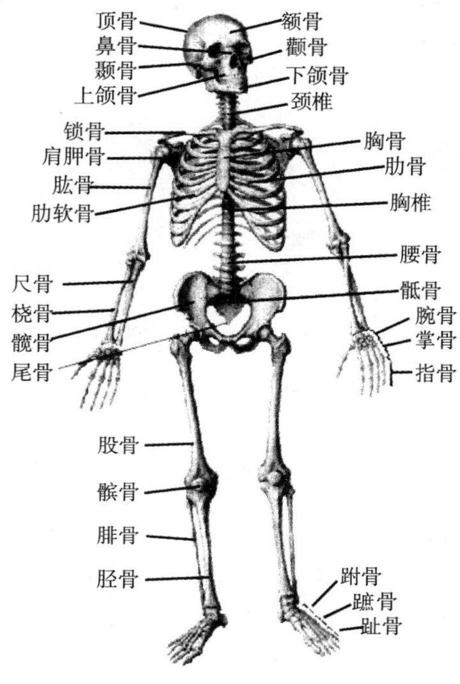

图 2－10　人体骨骼

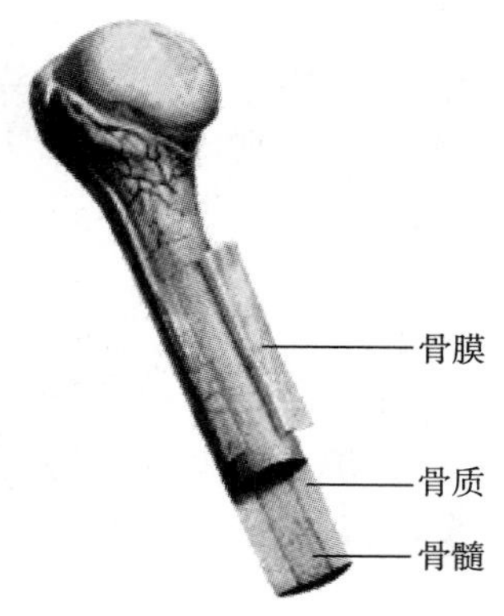

图 2－11　骨的组成

（1）骨的形态

骨基本上可分为四类：长骨、短骨、扁骨和不规则骨（图 2－12）。

长骨呈长管状，分为一体和两端。体又名骨干，骨质致密，围成骨髓腔，内含骨髓。在体的一定部位常有血管出入的滋养孔。端又名骺，膨大并具有光滑的关节面，由关节软骨覆盖。长骨分布于四肢，在运动中起杠杆作用，由于长度大，在肌的牵引下，其运动幅度也大。

短骨一般呈矮立方形，多成群地连接存在，分布于承受压力较大的部位，如腕骨和跗骨。

扁骨呈板状，分布于头、胸等处。它们主要构成骨性腔的壁，对腔内器官具有保护作用，如颅盖骨可保护脑，胸骨和肋骨可保护心、肺等。

不规则骨，其形状不规则，如椎骨。有些不规则骨的内部中空，如上颌骨等，发音起共鸣作用，并可减轻骨的重量，统称为含气骨。

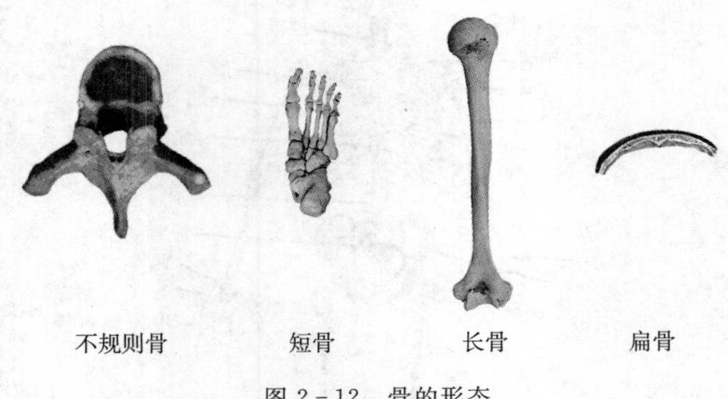

图 2-12　骨的形态

(2)骨的构造

骨膜：由致密结缔组织构成，分布于关节面以外的骨表面，在外表面的称骨外膜，分为两层；在骨髓腔面和松质骨腔隙的薄层结缔组织膜称为骨内膜。骨外膜内层和骨内膜的细胞能进行分裂繁殖，并分化成骨细胞，直接参与骨的形成。

儿童骨膜比较厚，血管丰富，这对骨的生长及再生起重要作用。当儿童的骨骼受到损伤时，因血液循环供应丰富，新陈代谢旺盛，愈合较快。

骨髓：充填在骨髓腔和松质的网眼内，主要由多种类型的细胞和网状结缔组织构成，并有丰富的血管分布。在儿童时期全部为红骨髓，有造血功能，随着年龄的增长，骨髓腔内红骨髓逐渐为脂肪组织所代替，转呈乳黄色，称为黄骨髓，失去造血功能。

骨质：是骨的主要成分，有密质和松质两种。密质致密而坚硬，由有规律而紧密排列的骨板构成，这种结构抗压、抗扭曲力强。松质结构疏松，呈蜂窝状，由许多交织成网的杆状或片状的骨小梁构成。

(3)骨的成分

成人骨中的有机物约占 1/3，无机物约占 2/3。有机物主要是胶原纤维，使骨具有韧性和弹性。无机物主要是骨盐(各种钙盐)沉积在胶原纤维的周围，提供了骨的硬度。

幼年时，骨组织中的有机物较多，故弹性大而硬度小，容易变形，一旦发生骨折，常出现折而不断的现象，称为“青枝骨折”。老年人与此相反，含无机物较多，故容易发生骨折。骨虽然坚硬，但可塑性很强。经常从事体力劳动或体育锻炼的人，骨质比较坚实粗厚；长期卧床的病人，骨质就较细弱而疏松。

(4)儿童几种主要骨的发育特点

① 颅骨

头颅主要由枕骨、额骨、顶骨和颞骨组成(图 2-13)，由具有弹性的纤维组织连接，颅骨

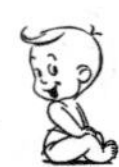

间小的缝隙称为骨缝，包括额缝、冠状缝、矢状缝和人字缝，大的缝隙成为囟门。出生时可触及骨缝，额缝常在2岁时骨性闭合，其余骨缝多在20岁时骨性闭合。骨缝和囟门可缓冲颅内压力，因此，除头围外，囟门和骨缝的发育可帮助判断颅骨和大脑的发育。

分娩时，婴儿头颅通过产道，故出生时骨缝稍有重叠。前囟是顶骨和额骨边缘形成的菱形间隙，其对边中点连线长度在出生时为1.5～2.0厘米，6个月后逐渐骨化而变小，多数儿童在1～1.5岁闭合，部分儿童可在2岁左右闭合。前囟的大小、张力、闭合时间是某些疾病的体征之一。前囟过小或闭合过早且头围小、发育迟缓，预示头部发育不良，小头畸形；前囟过大且头围增长过速，前囟饱满应排除脑积水、脑炎等。后囟是顶骨和枕骨边缘形成的三角形间隙，出生时即已很小或已闭合，最迟于出生后6～8周闭合。

颅骨发育先于面骨。1～2岁时随着牙齿的萌出面骨变长，下颌骨向前突出，面部相对变长。额面比例变化导致脸型改变，由婴儿期圆胖脸型变为成人期面部增长的脸型(图2－14)。

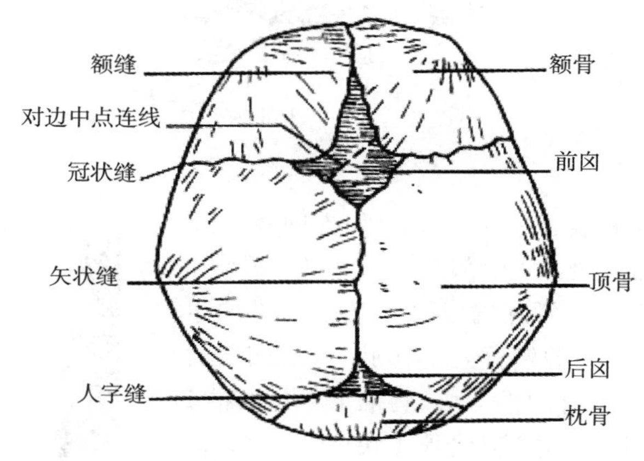

图2－13　小儿颅骨

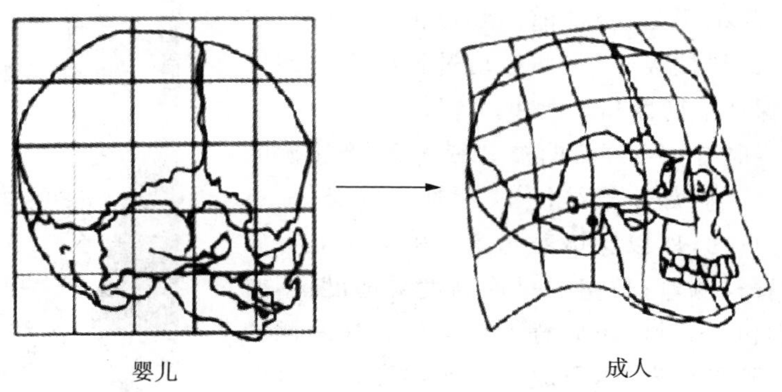

图2－14　脸型

② 腕骨

新生儿腕骨共8块(图2－15)，出生时全部为软骨，3个月后，逐渐出现骨化中心，到10岁左右腕骨的骨化中心才全部出现。1～9岁腕部骨化中心数目约为小儿岁数＋1。用X线

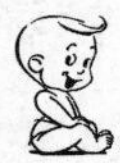

检查测定不同年龄儿童长骨干骺端骨化中心的出现时间、数目、形态的变化，并将其标准化，即为骨龄。婴幼儿的腕部力量不足，精细动作比较困难，为他们准备的玩具要轻，不宜提重物且玩玩具时间不宜过长。

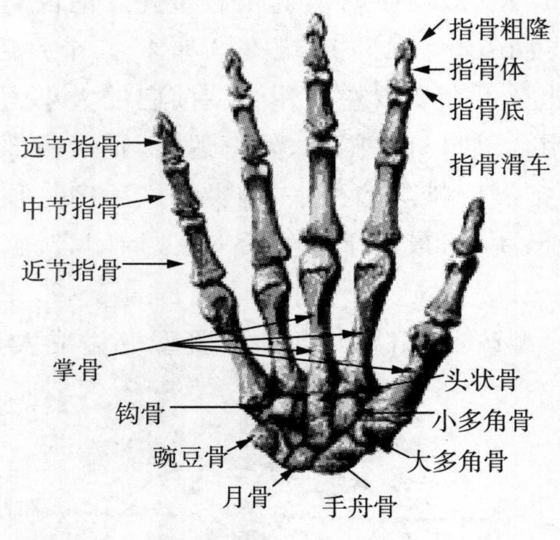

图 2－15　新生儿腕骨

③ 脊柱

脊柱亦称脊梁骨，由形态特殊的椎骨和椎间盘联结而成，位于背部正中，上连颅骨，中部与肋骨相连，下端和髋骨组成骨盆(图 2－16)。脊柱的发育反映了椎骨的生长过程，出生后第一年脊柱的发育先于四肢，以后四肢的增长快于脊柱。自上而下有颈椎 7 块、胸椎 12 块、腰椎 5 块、骶骨 1 块(由 5 块骶椎合成)和尾骨 1 块(由 4 块尾椎合成)。脊柱内部自上而下形成了一条纵行的脊管，内有脊髓。在正常情况下，脊柱有 4 个弯曲，从侧面看呈 S 形，即颈椎前凸、胸椎后凸、腰椎前凸和骶椎后凸。脊柱的生理弯曲可帮助脊柱吸收、缓冲运动过程中产生的压力，有利于身体保持柔韧性和平衡性。

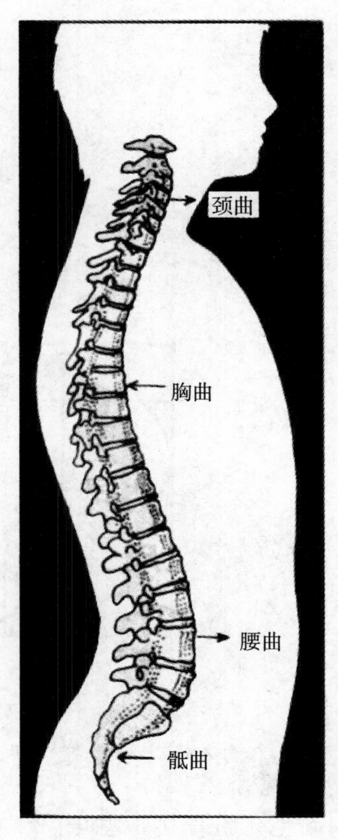

图 2－16　成人脊柱侧面图

儿童 6～7 岁时脊柱生理弯曲被韧带固定，不正确的站立行走和骨骼疾病(如胸椎结核、类湿性脊柱炎等)可使脊柱形成异常弯曲，所以应培养儿童正确的坐立行姿势，预防驼背和脊柱侧弯；教室的桌椅高度要适度；不要长时间单肩背书包(长时间单肩背书包会使脊柱两侧的肌肉和韧带得不到平衡发展，形成一侧肌肉和韧带过度紧张，也易导致脊柱侧弯)；不睡沙发、软床等。

④ 骨盆

儿童骨盆未闭合，在外力作用下易发生位移。髋骨是骨盆的一部分，儿童的髋骨与成人不同，它还不是一块完整的骨头。儿童的髋骨是由髂骨、坐骨和耻骨三块骨

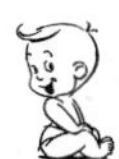

头借助软骨联结在一起的。它一般要到20～25岁才完全愈合，成为一块完整的骨头。

⑤ 下肢骨

身材的增长主要与长骨的生长，尤其是下肢骨的增长有关，儿童生长的不同时期下肢线性排列的生理演化有一定的变化。新生儿股关节为屈位外展外旋状，使下肢呈“O”形，至婴儿期下肢仍有15°的膝内翻，常在18个月左右改善；在2～3岁时儿童又可出现约15°的膝外翻，7～8岁后儿童下肢线性排列发育接近正常成人水平(男性膝外翻7°，女性8°)，故儿童生长的不同时期出现的膝内翻或膝外翻均为生理性下肢线性排列变化，应与疾病状况下的下肢畸形相鉴别(图2-17)。

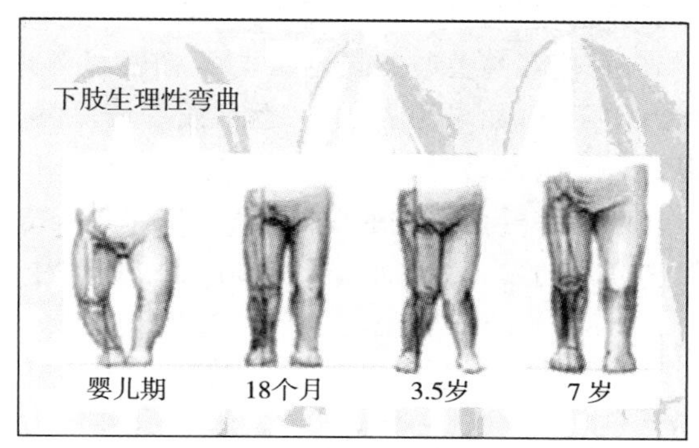

图2-17　儿童正常下肢线性排列的生理演变

⑥ 足弓

足弓是由跖骨及其相连的韧带形成凸向上的弓形结构(图2-18)。其具有弹性，弹性起着重要的缓冲震荡，保护足底血管和神经免受压迫等作用。足弓的维持是由于楔形骨保证了拱形的砌合，韧带的弹性和肌肉的收缩，使肌腱紧张，后者是维持足弓的能动因素。婴儿会站会走后逐渐出现了足弓。如过于肥胖，走路站立时间过长，负重过度，鞋子不适，都会引起足弓塌陷，形成扁平足。在跑、跳、行走等活动中出现足底麻木或疼痛。

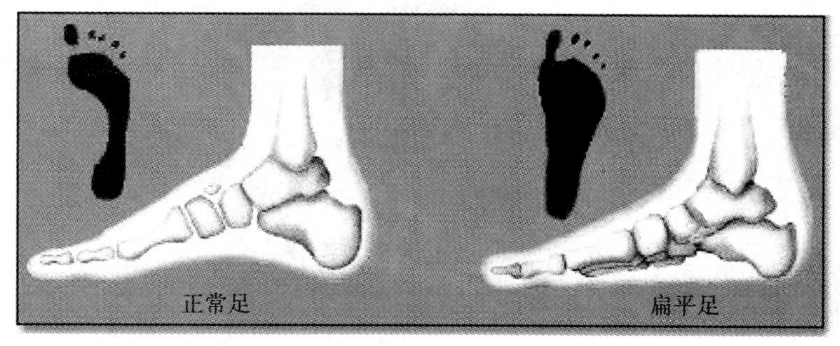

图2-18　正常足和扁平足

2. 骨连接

(1)直接连接

两骨之间借结缔组织、软骨或骨相连接。中间无腔隙，活动范围很小或不活动，如颅骨的骨缝、椎骨之间的椎间盘等。

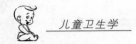

(2)间接连接

两骨之间借膜性囊互相连接,其间具有腔隙,活动性较大,这种连接就是关节(图 2-19)。关节基本构造包括关节面、关节囊和关节腔。关节面多有一凹一凸两个关节面,由光滑的关节软骨构成。关节囊附着于关节面周缘及附近骨上,密封关节腔。关节囊分为两层,外层为纤维层,厚而坚韧,由致密的纤维结缔组织构成,有丰富的血管和神经。内层为滑膜层,薄而柔润,由疏松结缔组织构成。有的滑膜层形成滑膜皱襞,起到增大关节空隙和分泌润滑液的作用。关节腔由关节囊和关节面所围成的腔隙组成,腔内有滑液。腔内压力为负压,对稳定关节起着重要作用。

儿童关节窝较浅,关节囊松弛,韧带不结实,肌肉纤维细长,所以关节的伸展性及活动范围比成人大,尤其是肩关节、脊柱和髋关节的灵活性与柔韧性显著地超过成人。但是,儿童关节的牢固性较差,在外力作用下,如果用力过猛、悬吊或不慎摔倒,易引起脱臼。大人带着儿童上楼梯、过马路或帮儿童穿脱衣服时,用力牵拉、提拎儿童的手臂易造成牵拉肘——当肘部处于伸直位置时,猛力牵拉手臂而造成肘关节半脱臼,即儿童桡骨小头半脱位。

因此要合理锻炼,促进韧带的发育,增加关节的牢固性;不宜用力过猛牵拉儿童的手臂,以防“脱臼”。

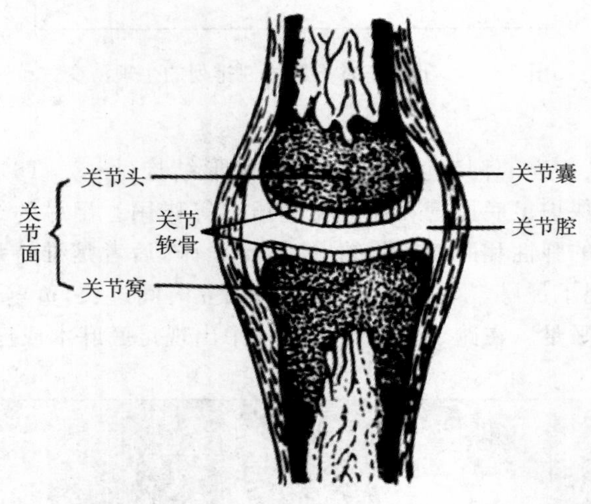

图 2-19　关节结构

3. 肌肉

人体有肌肉 600 多块,在完成躯体的各种活动中起着不同的作用,大多数肌肉的两端都和肌腱相连,肌腱附着于骨上。肌肉收缩可牵动骨环绕关节运动,人体的各种运动都是由神经控制骨骼肌的收缩和舒张而实现的。平滑肌受自主神经支配,为不随意肌。该肌收缩缓慢持久,富有伸展性,但对某些理化刺激敏感,主要分布在血管壁、气管壁、胃壁及肠壁内。心肌是由心肌细胞构成的一种肌肉组织,在神经系统的调节下有节律的收缩和舒张,维持心脏功能。

(1)肌肉、脂肪组织发育

① 肌肉发育。儿童时期肌肉系统发育不成熟,其生长发育基本与体重增加平行。出生

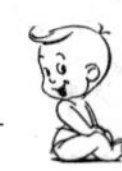

后最初几年肌肉发育较缓慢，同时婴幼儿皮下脂肪发育旺盛，较难确定肌肉的发育程度。5岁后肌肉的增长加快，青春期性成熟时肌肉的发育迅速，尤其是男性肌肉发达。肌肉的发育存在明显的性别差异，男性肌肉占体重的比例明显高于女性。肌肉的发育程度与营养状况、生活方式及运动量有密切的关系。因此为儿童提供均衡的营养、进行主动或被动性运动等可促进肌肉的发育。目前肌肉力量、耐力和柔韧性已成为衡量青少年身体素质的内容之一。

肌肉发育异常可见于重度营养不良、进行性肌营养不良引发重症肌无力等疾病。

② 脂肪组织发育。脂肪组织主要由脂肪细胞、少量成纤维细胞和细胞间胶原物质组成，包括棕色和白色脂肪两种。棕色脂肪随年龄增长而减少，故儿童和成人的脂肪主要是白色脂肪，分布于皮下和内脏。脂肪组织的发育表现为脂肪细胞数目的增加和体积的增大。人体脂肪细胞数目增加主要在出生前3个月、出生后第一年和11～13岁三个阶段；通常在1岁末达高峰，2～15岁时再增加5倍。脂肪细胞体积的增大从胎儿后期至出生时增加1倍，以后增加速度减慢，青春期时脂肪细胞体积又再增加。人体脂肪的50%分布在皮下组织中，故测量躯干、四肢不同区域的皮下脂肪厚度可以反映全身脂肪量，有助于判断肥胖与营养不良的程度。人体内的脂肪有一定的生理功能，过多的脂肪储存可增加肥胖、高血脂、心血管病等慢性疾病的危险性。

(2)儿童肌肉特点

① 易疲劳和损伤。儿童肌细胞纤细、间质相对较多，肌腱宽而短，水分多，蛋白质、脂肪及无机盐的比例较低，能量储备差，因此儿童的肌肉收缩能力差，容易疲劳，但因其新陈代谢旺盛，氧气供应充分，消除疲劳较成人快。

② 大肌肉发育早，小肌肉发育晚。支配上下肢的大肌肉发育较早，儿童1岁左右会走，3岁左右会跑会跳，可是要他们画条直线却很难，而且还不会很好地拿笔和筷子，这是因为儿童小肌肉群如手指和腕部的肌肉发育较晚，往往动作还不协调。等到5～6岁时小肌肉开始发育，所以能做一些较精细的工作，但时间不能过久，否则容易产生疲劳。

(二)儿童运动系统的保育要点

1. 培养儿童各种正确的姿势，防止脊柱和胸廓畸形

正确的姿势不仅有利于孩子形成良好的骨架，达到形体美，还可以减少肌肉疲劳，提高肌肉的工作效率。

2. 合理组织户外活动和体育锻炼

经常到户外活动，接受空气的温度、湿度和气流的刺激，可增强机体的抵抗力。阳光中的红外线，能使人体血管扩张，促进新陈代谢；紫外线照射在人体皮肤上，可使皮肤内的7-脱氢胆固醇转化成活性维生素D，有利于防止佝偻病。组织活动时应注意的问题如下：

(1)全面发展

学前儿童的动作正处于迅速的发生和发展阶段，在组织活动时要注意多样化，还应选择适宜的运动项目和运动量来发展他们的动作。如通过钻、爬等活动来促进大肌肉的发育，通过捡豆子、穿珠子等促进小肌肉的活动。在活动中应让孩子的两臂交替使用，上下肢均参与。避免经常单一地使用某些肌肉、骨骼。幼儿园不宜开展拔河、长跑、长时间的踢球等剧烈运动。

(2)保证安全，防止伤害事故

要做好运动前的准备活动和运动后的整理运动。牵拉幼儿的手臂时避免用力过猛，防止脱臼和肌肉损伤。幼儿应避免从高处跳到硬的地面上，以免伤害骨盆。

(3)供给足够的营养

幼儿应多摄取含钙、磷、维生素D、蛋白质等丰富的食品，如小虾皮、蛋黄、牛奶、鱼肝油、动物肝脏、豆制品等，以利于促进骨的钙化和肌肉的发育。

(4)衣服、鞋帽应宽松适度

幼儿不要穿戴过小、过紧的衣服、鞋帽，以免影响骨骼、肌肉的发育。反之，也不适宜穿着过肥、过大、过长的衣服、鞋帽，不仅造成活动不便，还会影响动作的发展。

拓展阅读

佝偻病

维生素D缺乏性佝偻病简称为佝偻病。在婴儿期较为常见，是由于维生素D缺乏引起体内钙磷代谢紊乱，使骨骼钙化不良的一种疾病。

这种病的早期表现是神经精神症状：婴儿有多汗、夜惊、烦躁不安、枕部秃发，严重者前囟闭合延迟、骨缝加宽，重者有颅骨软化，按压枕部有乒乓球感觉，称为"乒乓头"，有的可形成“方颅”、“十字头”或“马鞍头”。婴幼儿时期在两侧肋骨与肋软骨连接部位肥大，从外观看像两串珠子，称为“肋串珠”，胸廓下缘，肋骨外翻，严重者出现“鸡胸”(图2－20)。预防佝偻病的关键是补充足量的维生素D。

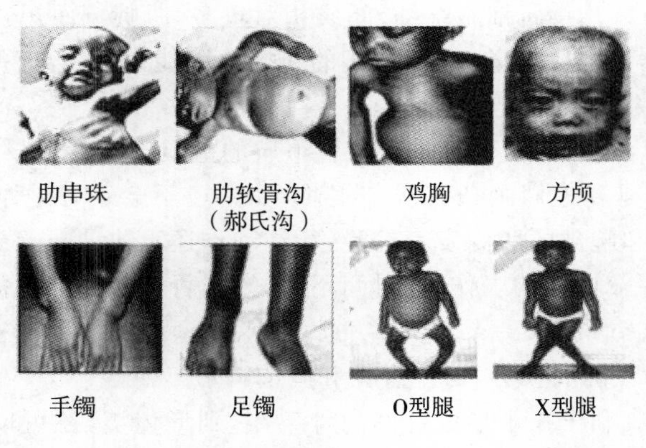

图2－20

课堂练习

填空题：

1. 运动系统是由骨、(　　)、(　　)三部分组成的。

2. 幼儿骨骼成分中含(　　)较成人多，(　　)比成人少，所以骨骼弹性大，可塑性强，容易变形。

3. 骨与骨之间的间接连接称为(　　)，是骨的主要连接方式，其主要包括(　　)、(　　)和(　　)三部分。

4. 掌骨和指骨在约(　　)岁时骨化完毕。

5. 成人脊柱有四个生理弯曲：即颈曲、(　　)、(　　)和(　　)，可以起到缓冲震荡和平衡身体的作用。

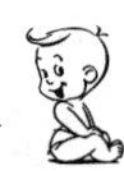

6. 儿童长时间用单肩背书包，会导致(　　)。

7. 儿童的骨头在发育，就需要较多的钙，同时还需要(　　)，使吸收的钙沉淀到骨头里去。

8. 关节腔内压力为(　　)压，对稳定关节起着重要作用。

选择题：

1. 幼儿骨损伤较成人愈合得快的主要原因是(　　)

A. 骨膜较厚、血管丰富　B. 骨膜较薄，易于再生

C. 骨本身含无机盐少而使其较软　D. 骨含有机物较多，富有弹性

2. 儿童骨骼生长的必需条件是(　　)

A. 铁和磷　B. 营养和阳光　C. 维生素D和钙　D. 维生素A和水

3. 儿童时期骨柔软，易发生变形的原因是(　　)

A. 骨髓腔大，骨髓太多　B. 骨内无机物少于1/3

C. 骨内有机物超过1/3　C. 骨内有机物少于1/3

4. 对骨的生长和再生具有重要作用的成骨细胞主要存在于(　　)。

A. 骨膜　B. 骨髓　C. 骨质　D. 骨髓腔

5. 儿童(　　)岁以前的骨髓全是红骨髓，造血功能强，有利于全身的生长发育。

A. 5　B. 6　C. 7　D. 8

6. 儿童的囟门闭合时间都有一定规律，一般后囟门在6～8周闭合，前囟门闭合的时间是(　　)。

A. 12～18个月　B. 9～10个月　C. 11～12个月　D. 8～9个月

7. 髋骨是由髂骨、坐骨和耻骨软骨连接在一起的，一般在(　　)岁软骨才完全骨化而成一块完整的骨，所以避免女孩从高处跳到硬地面，未成年女孩不穿高跟鞋，以免以后影响生育能力。

A. 19～25　B. 17～18　C. 15～16　D. 14～15

问答题：

1. 儿童运动系统有什么特点？如何保护儿童的运动系统？

2. 儿童生理弯曲的作用是什么？为什么儿童脊柱易出现变形？

二、呼吸系统

人体在新陈代谢过程中，不断地消耗氧气并产生二氧化碳。机体吸入氧气和排出二氧化碳的过程称为呼吸。

(一)呼吸系统组成

呼吸系统由呼吸道(包括鼻腔、咽、喉、气管、支气管)和肺(气体交换的场所)组成(图2－21)。

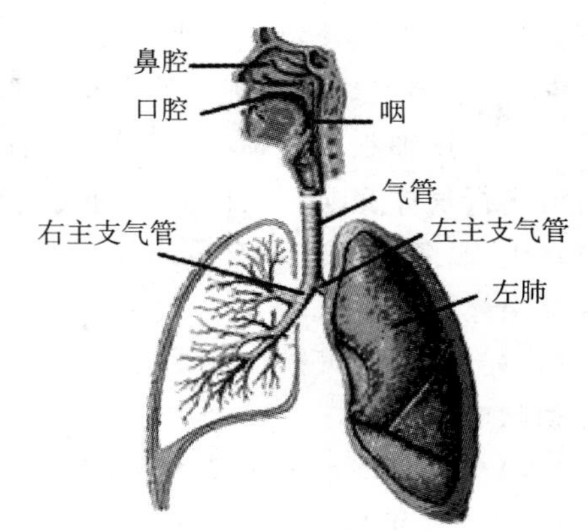

图2－21　呼吸系统图

1. 鼻

鼻是呼吸道的起始部分，是保护肺的第一道防线。鼻腔对空气起着清洁、湿润和加温的作

用，鼻还是嗅觉器官。它包括外鼻、鼻腔和鼻窦三部分。

鼻腔前部生有可以阻挡空气中灰尘的鼻毛，鼻腔内表面的黏膜可以分泌黏液，能使吸入的空气清洁且变得湿润，黏膜中还分布着丰富的毛细血管，可以温暖空气。这样外界干燥寒冷的空气进入鼻腔后，逐渐变得温暖、清洁和湿润，从而减少了对呼吸道和肺的刺激。

鼻窦与鼻腔相通黏膜又相连续，故鼻腔黏膜感染时，易波及鼻窦，引起鼻窦炎。鼻窦参与湿润和加温吸入的空气，并起发音共鸣的作用。

幼儿鼻腔相对较短，鼻腔狭窄，黏膜柔嫩，富有血管，没长鼻毛，所以过滤功能差，感染时，容易引起鼻黏膜充血肿胀，造成鼻塞而张口呼吸。

2. 咽

咽是呼吸系统和消化系统的共同通道，自上而下为鼻咽部、口咽部、喉咽部，分别与鼻腔、口腔和喉腔相通，是三岔口。在鼻咽部的后上方有一条通向中耳的小管，即咽鼓管。幼儿咽鼓管较宽、短且平直，上呼吸道感染时，容易并发中耳炎。

会厌软骨为喉的盖子，吞咽时，喉上升，盖住气管入口，以防止食物滑入气管。

3. 喉

喉是上呼吸道的组成部分，又是发音器官，喉上方接咽，下与气管相连。喉由作为支架的软骨和连接软骨的韧带及肌肉共同构成。喉腔黏膜下层结缔组织比较疏松，急性发炎时易引起水肿，造成呼吸困难，甚至窒息，可危及生命。

在喉腔中部侧壁左右各有一条声带，两条声带之间的空隙叫声门裂。发音时声带拉紧，声门裂缩小，呼出的气流冲击声带，引起声带振动而发出声音。成年男子的声带长而宽，所以音调较低；成年女子的声带短而窄，所以音调较高。儿童声带的弹性纤维及喉部肌肉发育不完善，声门肌肉容易疲劳，在发炎或经常高声哭喊、唱歌时声带易充血肿胀，出现声音嘶哑。

4. 气管

气管上与喉相接，下入胸腔，分为左右支气管。气管和支气管黏膜的上皮细胞具有纤毛，灰尘、微生物被黏液粘裹，经纤毛的运动向咽部颤动，经咳嗽排出体外。儿童气管和支气管腔狭窄，黏膜富有血管，黏液腺分泌较少，管腔干燥，纤毛运动差，所以感染时易引起呼吸困难。

5. 肺

肺是最主要的呼吸器官，它位于胸腔内，左右各一个，是进行气体交换的场所。肺主要由反复分支的支气管及其最小分支末端膨大形成的肺泡共同构成，肺泡数目很多（每个肺有3亿～4亿个肺泡），外面缠绕着丰富的毛细血管和弹性纤维。肺泡壁和毛细血管壁都很薄，各由一层上皮细胞组成，有利于进行气体交换。气体进入肺泡内，与肺泡周围的毛细血管内的血液进行气体交换。人体吸入的氧气透过肺泡进入毛细血管，通过血液循环，输送到全身各器官组织，各器官组织产生的代谢产物，如二氧化碳再经过血液循环运送到肺，然后经呼吸道呼出体外。

通过肺泡内的气体交换，血液由含氧气少二氧化碳多的静脉血变成含氧气多二氧化碳少的动脉血。

（二）儿童呼吸系统的卫生保健

1. 培养儿童良好的卫生习惯

在日常生活中，教育儿童用鼻呼吸；要正确擤鼻涕，防止鼻咽部的炎症侵入眼和中耳；打

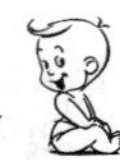

喷嚏时要遮挡；禁止用手挖鼻孔；要及时治疗鼻堵塞。

2. 儿童的声带要保护

儿童的声带还不够坚韧，不要大声哭喊或扯着嗓子唱歌；不要唱成人歌曲；唱歌的场所空气要新鲜，避免尘土飞扬；冬天不要顶着寒风喊叫、唱歌；夏天玩得很热时不要马上吃冷食；得了伤风感冒，要多喝水、少说话。

3. 需要充足的新鲜空气

儿童新陈代谢旺盛，呼吸浅，频率快，肺换气功能差。儿童的气管、支气管的纤毛运动能力不如成人，自净能力差，若空气污浊，易感染疾病。注意室内的通风换气，并尽量多让儿童在户外活动。

4. 严防异物进入呼吸道

教育儿童不要捡拾纽扣、玻璃珠、硬币等物品，更要教育儿童不要把这些东西放入口鼻玩耍，吃饭、喝水时不要哭笑打闹。

5. 加强体育锻炼

加强体育锻炼，增强呼吸系统的抵抗力。锻炼可以促进儿童肺和胸廓的发育，使之肺活量加大，呼吸由浅而快逐渐变为深而慢。

课堂练习

填空题：

1. 在平常生活中，我们经常说的“上感”主要指的是呼吸系统的（　　）、（　　）和（　　）被感染。

2. 呼吸系统由（　　）和（　　）两部分组成，其中（　　）是气体交换的主要场所。

3. 鼻是呼吸道的起始部分，其主要功能是（　　）进入肺的空气，也是嗅觉感受器。

4. 消化系统和呼吸系统的共同通道是（　　）。

5. 发音的器官是（　　），会厌软骨的主要作用是（　　）。

6. 吸气时胸腔的容积（　　），呼气时胸腔的容积（　　）。

7. 幼儿咽鼓管较（　　）、（　　）而且（　　），上呼吸道感染时，容易并发（　　）。

8. 成年男子声带（　　），音调较低；成年女子声带（　　），音调较高。

选择题：

1. 鼻咽部通向中耳的管道叫作（　　）。

　A. 耳咽管　　B. 淋巴管　　C. 毛细血管　　D. 支气管

2. 当吃饭吞咽时，喉上升，（　　）就盖住喉的入口，防止食物进入气管，这样我们就不会被呛着。

　A. 会厌软骨　　B. 环状软骨　　C. 甲状软骨　　D. 关节软骨

3. 人的呼吸运动过程中，（　　）控制呼吸的吸气中枢和呼气中枢，吸气和呼气中枢相互制约以保证呼吸有节奏的交替进行。

　A. 延髓　　B. 脑桥　　C. 中脑　　D. 垂体

4. 正常人平静呼吸时，每次吸入或呼出的气体量叫作（　　）。

　A. 潮气量　　B. 肺活量　　D. 每分通气量　　D. 最大通气量

5. 下面不是鼻腔的生理功能的是(　　)。

A. 呼吸和消化的共同通道　　B. 温暖、湿润冷空气

C. 保护肺的第一道防线　　D. 阻挡灰尘、细菌

6. 学前儿童容易患中耳炎,其中最主要的一个原因是因为儿童耳咽管具有(　　)的特点。

A. 耳咽管长　　B. 耳咽管短　　C. 耳咽管平直短　　D. 耳咽管窄

7. 呼吸系统中起屏障作用,能抵挡外界细菌和微生物的有(　　)。

A. 鼻毛　　B. 鼻黏膜　　C. 喉　　D. 声带

8. 儿童呼吸系统的特点是(　　)。

A. 鼻腔和喉腔狭窄,黏膜柔嫩易感染

B. 气管和支气管纤毛运动强,不易发炎肿大出现呼吸困难

C. 肺弹力组织差,易发生肺不张、肺气肿和肺瘀血

D. 呼吸量大,频率慢,呼吸不均匀

问答题:

1. 儿童呼吸系统有什么特点? 怎样保护儿童呼吸系统?
2. 为了防止儿童呼吸道进入异物,成人应该在哪些方面加以注意?
3. 为什么儿童会经常出现鼻腔闭塞而张口呼吸?
4. 儿童为什么易患中耳炎?

三、循环系统

循环系统是生物体内的运输系统,它将消化道吸收的营养物质和肺吸进的氧气输送到各组织器官并将各组织器官的代谢产物通过同样的途径输入血液,经肺、肾排出。循环系统包括血液循环系统和淋巴循环系统。

(一)血液循环系统

1. 血液成分及功能

血液由血浆和悬浮其中的血细胞组成。血细胞是血液的有形成分,包括红细胞、白细胞、血小板。正常人血液总量占体重的6%~8%,儿童血量相对成人多,年龄越小,比例越大,新生儿可达体重的9%。

(1)血浆为浅黄色半透明液体,90%~92%为水,8%~10%为溶质,溶质中血浆蛋白质最多,其他的为低分子物质,其中有多种电解质和小分子有机化合物,如代谢产物和某些激素等。

血浆中含有重要的凝血物质,在机体出血时发挥重要的凝血作用。儿童血浆中含水较多,含凝血物质少,因此儿童出血时血液凝固较慢,新生儿出血需要8~10分钟凝血,儿童需要4~6分钟,成人只需要3~4分钟。

(2)血细胞:在机体的生命过程中,血细胞不断新陈代谢。红细胞的平均寿命约120天,颗粒白细胞和血小板的生存期限一般不超过10天。淋巴细胞的生存期长短不等,从几个小时到几年。

红细胞直径为7~8.5微米,呈双凹圆盘状,中央较薄周缘较厚(图2-22)。

在血涂片标本中,红细胞中央染色较浅、周缘较深,在扫描电镜下,可清楚地显示红细胞

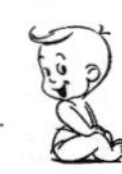

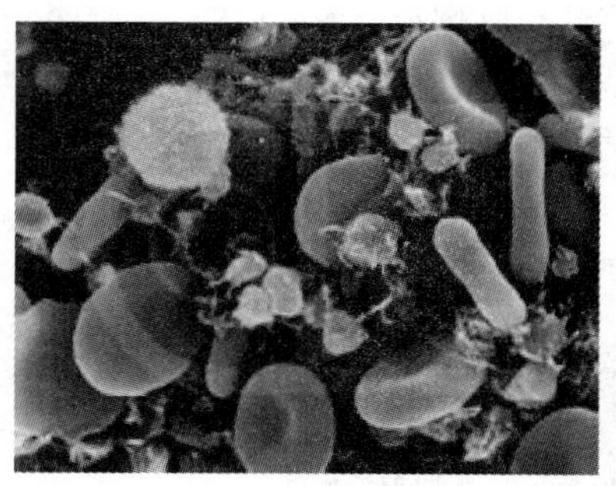

图 2-22 红细胞图

这种形态特点。红细胞的这种形态使它具有较大的表面积，从而能最大限度地适应其功能——携 O_2 和 CO_2。

红细胞有一定的弹性和可塑性，细胞通过毛细血管时可改变形状。成熟的红细胞无细胞核，也无细胞器，胞质内充满血红蛋白。血红蛋白是含铁的蛋白质，约占红细胞重量的33%。它具有结合与运输 O_2 和 CO_2 的功能，当血液流经肺时，肺内的 O_2 分压高，CO_2 分压低，血红蛋白即放出 CO_2 而与 O_2 结合；当血液流经其他器官的组织时，由于该处的 CO_2 分压高而 O_2 分压低，于是红细胞即放出 O_2 并结合 CO_2。由于血红蛋白具有这种性质，所以红细胞能供给全身组织和细胞所需的 O_2，带走所产生的部分 CO_2。

正常男性每立方毫米含红细胞 400 万～500 万个，女性为 350 万～450 万个。血液中血红蛋白含量，男性为 120～150 克/升，女性为 105～135 克/升。红细胞的数目及血红蛋白的含量可有生理性改变，如婴儿高于成人，运动时多于安静状态，高原地区居民大都高于平原地区居民。

血红蛋白不仅能与氧气结合，还能与一氧化碳结合。一氧化碳与血红蛋白的亲和力比氧与血红蛋白的亲和力高 200～300 倍，所以一氧化碳极易与血红蛋白结合，形成碳氧血红蛋白，使血红蛋白丧失携氧的能力和作用，造成组织窒息。对全身的组织细胞均有毒性作用，尤其对大脑皮质的影响最为严重。

白细胞为无色有核的球形细胞，体积比红细胞大，能做变形运动，具有防御和免疫功能。成人白细胞的正常值为 4000～10000 个/立方毫米。男女无明显差别，婴幼儿稍高于成人。血液中白细胞的数值可受各种生理因素的影响，如劳动、运动、饮食及妇女月经期，均略有增多。在疾病状态下，白细胞总数及各种白细胞的百分比值皆可发生改变。

在光镜下，根据白细胞胞质有无特殊颗粒，可将其分为有粒白细胞和无粒白细胞两类。有粒白细胞又根据颗粒的嗜色性，分为中性粒细胞、嗜酸性粒细胞和嗜碱性粒细胞。无粒白细胞有单核细胞和淋巴细胞两种。儿童白细胞中中性粒细胞比例较小，所以机体抵抗力相对较差。

血小板是体内最小的血细胞。在循环血中能存活 7～10 天。血小板的功能主要是促进止血和加速凝血，同时血小板还有维护毛细血管壁完整性的功能。血小板在止血和凝血过程中，具有形成血栓、堵塞创口、释放与凝血有关的各种因子等功能。血小板数量、质量异常可引起出血性疾病。正常人每立方毫米血液中含血小板为 10 万～30 万个。

2. 心脏和血管

(1)心脏

心脏是循环系统中的动力。人的心脏如本人的拳头，外形像桃子，位于横膈之上，两肺间而偏左(图 2－23)。其主要由心肌构成，有左心房、左心室、右心房、右心室四个腔(图 2－24)。左右心房之间和左右心室之间均由间隔隔开，故互不相通。心房与心室之间有瓣膜，这些瓣膜使血液只能由心房流入心室，而不能倒流。

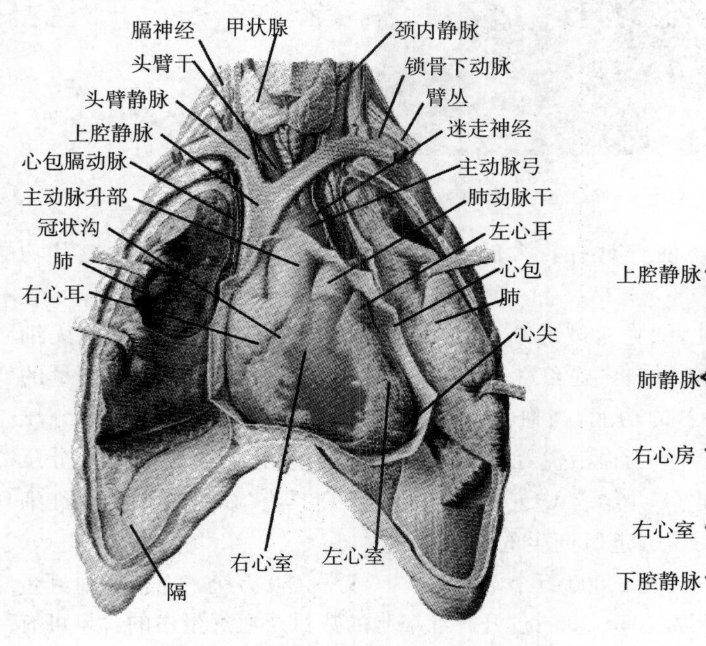

图 2－23 心脏位置图

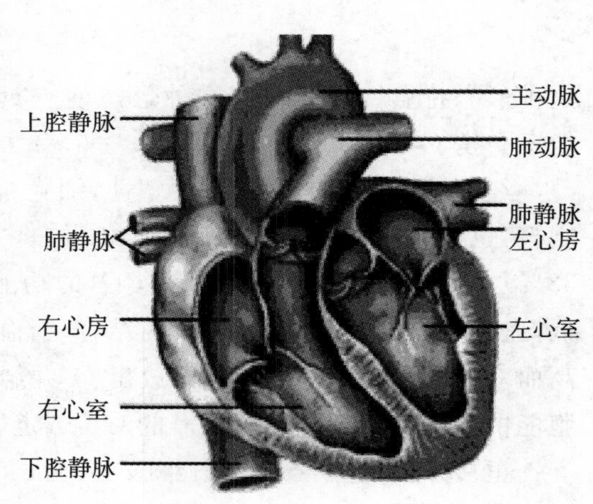

图 2－24 心脏解剖图

儿童心脏相对大于成人，新生儿心脏约占体重的 0.8%，成人为 0.5%，青春期达到成人水平。儿童心肌纤维细，弹性纤维少，因此，儿童的心室壁较薄，心脏的收缩力差，每搏输出量少，负荷力较差，所以儿童不宜做长时间的运动。六七岁后，弹性纤维开始分布到心肌壁，增加了心脏的收缩功能和心脏的弹性。

(2)血管

动脉是由心室发出的血管。动脉在行径中不断分支，愈分愈细，小动脉最后移行为毛细血管。动脉管壁较厚，平滑肌较发达，弹力纤维较多，管腔断面呈圆形，具有舒缩性和一定的弹性，可随心脏的收缩、血压的高低而明显的搏动。动脉管壁的功能是：当心室射血时，管壁扩张；当心室舒张时，管壁回缩，促使血液继续向前流动。中小动脉，在神经支配下收缩舒张，以改变管腔的大小，从而影响局部血流量和血液阻力，维持和调节血压。

静脉是导血回心的血管，起于毛细血管，止于心房。体静脉中的血液含有较多的二氧化碳，血色暗红。肺静脉中的血液含有较多的氧，血色鲜红。小静脉起于毛细血管，在回心过程中逐渐汇合成中静脉、大静脉，最后注入心房。有的静脉位于皮下，又称皮下静脉，常用于抽血、输液等，浅静脉的血液最终流入深静脉。深静脉位置较深，与动脉伴行。静脉管壁薄，平滑肌和弹力纤维均较少，缺乏收缩性和弹性，管腔断面较扁。

毛细血管是管径最细，分布最广的血管。它们分支并互相吻合成网。血流速度极慢，是

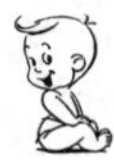

血液与组织液之间进行物质、气体交换的主要场所。

儿童血管管径较成人粗、短，管壁薄，血管弹性小，毛细血管丰富，血流量大，血液在体内循环一周所需的时间短，供应身体各部分的营养物质和氧气充足，有利于机体的新陈代谢（图 2-25）。

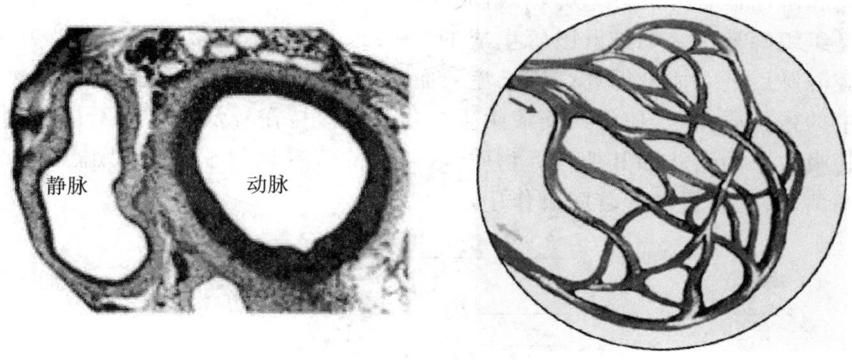

图 2-25　动脉、静脉和毛细血管

3. 血液循环

血液循环根据其循环的部位和功能不同，分为体循环（大循环）和肺循环（小循环）两个部分（图 2-26）。

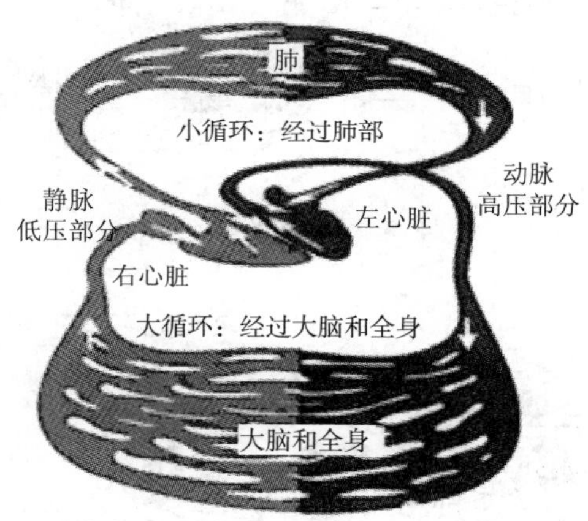

图 2-26　血液循环图

（1）体循环（大循环）：体循环的血管包括从心脏发出的主动脉及其各级分支，以及返回心脏的上腔静脉、下腔静脉、冠状静脉。左心室的血液射入主动脉，沿动脉到全身各部的毛细血管，然后汇入小静脉，大静脉，最后经上腔静脉和下腔静脉回到右心房。体循环静脉可分为三大系统，上腔静脉系、下腔静脉系（包括门静脉系）和心静脉系。上腔静脉系是收集头颈、上肢和胸背部等处的静脉血回到心脏的管道。下腔静脉系是收集腹部、盆部、下肢部静脉血回心的一系列管道。心静脉系是收集心脏的静脉血液管道。

（2）肺循环（小循环）：肺循环的血管包括肺动脉和肺静脉。肺动脉内的血液为静脉血，它是人体中唯一运送缺氧血液的动脉。右心室的血液经肺动脉到达肺毛细血管，在肺内毛细血管中同肺泡进行气体交换，排出二氧化碳吸进氧气，血液变成鲜红色的动脉血，经肺静脉回左心房。

（二）淋巴循环系统

淋巴循环是循环系统的重要辅助部分，可以把它看作是血管系统的补充。由广布全身的淋巴管网和淋巴器官（淋巴结、脾等）组成（图 2－27）。

淋巴是组织间液进入毛细淋巴管生成的（图 2－28）。淋巴液在淋巴系统中运行，最终汇入上下腔静脉后进入血液循环。淋巴流入血液循环系统具有很重要的生理意义：可回收组织间液中的蛋白质分子，使组织间液中蛋白质浓度保持在较低水平；可运输由小肠绒毛和毛细淋巴管吸收来的脂肪和其他营养物质；可以清除因受伤出血而进入组织的红细胞和侵入机体的细菌，对动物机体起着防御作用。

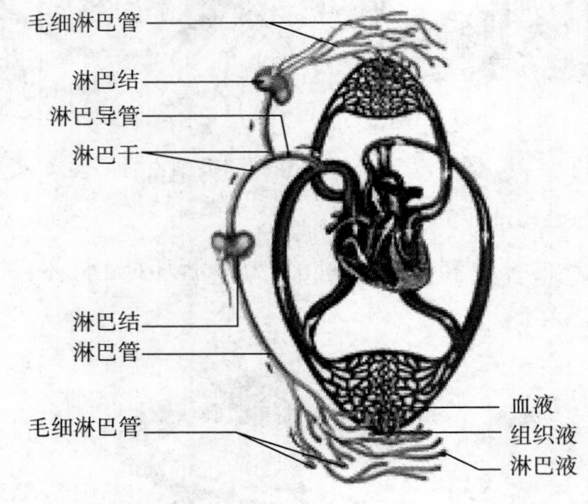

图 2－27　淋巴循环图

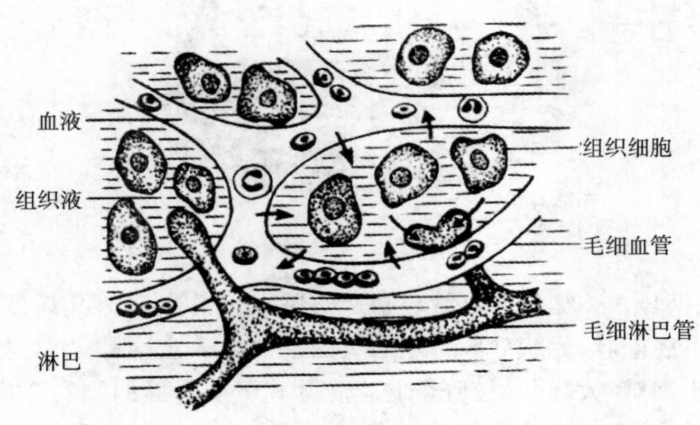

图 2－28　淋巴液生成图

淋巴结呈豆状，大小不一，多成群分布于肠系膜、肺门、腹股沟和腋窝等处。淋巴回流的通路上，病原体等抗原侵入皮下或结缔组织后，容易进入毛细淋巴管，然后随淋巴回流进入淋巴结内。在淋巴结内，淋巴运行缓慢，窦内的巨噬细胞可及时清除病原体等抗原物质。因

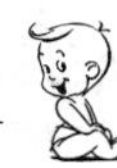

此，经淋巴结过滤后的淋巴，其中的细菌几乎全部被消灭，其清除率可达99%，但对病毒和癌细胞的清除率较差，可见，淋巴结是淋巴回流中的重要滤器。

脾是最大的周围淋巴器官，但它不是位于淋巴回流的通路上，而是位于血液循环的通路上，有滤血和产生免疫应答等重要功能。脾略呈椭圆形，位于左腹上区，正常时，在肋弓下不能触及。当脾肿大时则易摸到。活体时，脾为暗红色，质软而脆，故受暴力撞击时易导致脾破裂。脾是位于血液循环通路上的重要滤器，它含有大量巨噬细胞，可清除血中的异物、抗原及衰老的血细胞。当脾肿大或功能亢进时，红细胞破坏过多，可导致贫血(图2－29)。

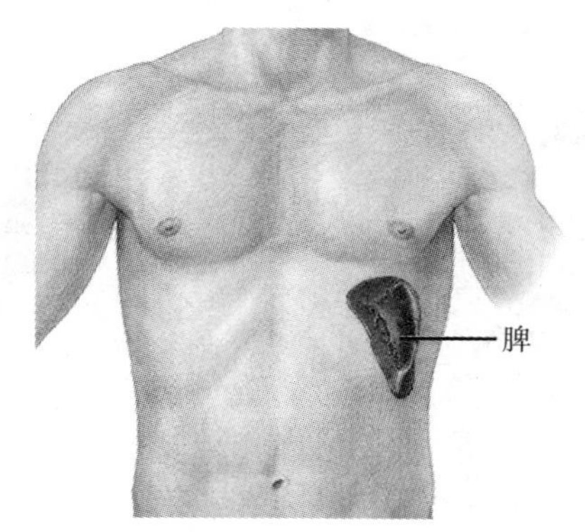

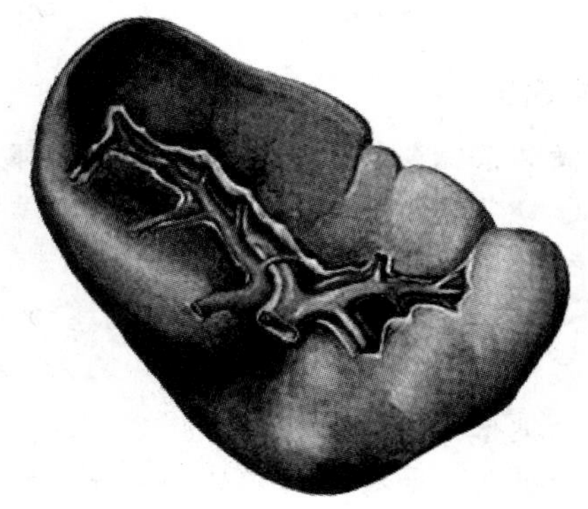

图2－29　人体脾脏

造血：胚胎早期，脾能产生各种血细胞，出生后主要产生淋巴细胞。当免疫应答时可大量增殖淋巴细胞。在某些病理状态下(如严重造血障碍等)，脾可恢复造血功能，产生各种血细胞。

储血：脾是人体的血库，当机体需要时，可将所贮的血驱入血流。此外，衰老的红细胞在脾内被吞噬破坏时，其中所含铁的物质可贮存于脾内，以供机体造血时的需要。

扁桃体是一对扁卵圆形的淋巴器官，位于消化道和呼吸道的交汇处，此处的黏膜内含有大量淋巴组织，是经常接触抗原引起局部免疫应答的部位(图2－30)。受到感染时，可引起扁桃体的发炎，导致咽部疼痛，白细胞明显增高，机体发热。预防扁桃体炎的方法主要是：锻炼身体，增强身体抵抗力，注意冷暖，预防感冒。

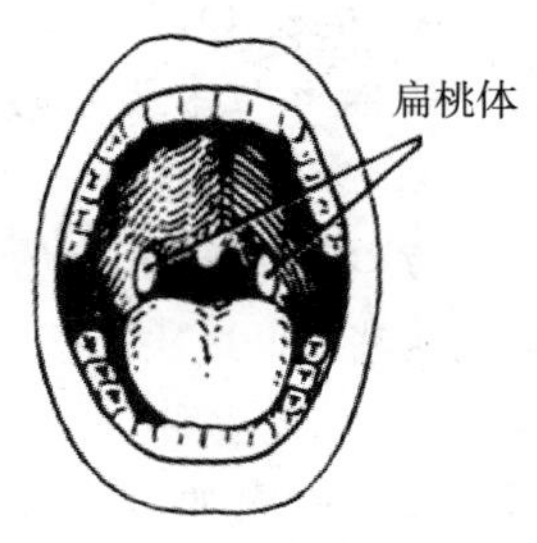

图2－30　扁桃体

儿童淋巴系统尚未发育完善，因此屏障作用较差，感染易于扩散，局部轻微感染可使淋巴结发炎、肿大，甚至化脓。到12～13岁时，淋巴结才发育完善。

(三)儿童循环系统的保育要点

(1)防止贫血，供给儿童充足的营养，多进食含铁和蛋白质丰富的食物，如瘦肉、黄豆、芝麻酱、动物肝脏等，有利于血红蛋白的合成，预防贫血。

(2)服装宽松适度，过紧的服装鞋帽会影响儿童的血液循环，因此儿童的服装应宽大舒适。

(3)一日活动要做到动静交替、劳逸结合，避免长时间的精神紧张，要保证足够的睡眠，有利于减轻心脏的负担。

(4)科学组织体育锻炼和户外活动。

① 活动量要适当。

② 活动程序要符合生理要求，活动前应做准备运动，活动后要有整理运动。

③ 剧烈运动后不宜马上喝大量的水。喝入大量的水分会影响膈肌的运动，进入血液也会加重心脏的负担，由于运动时失水失盐较多，应适量地喝些淡盐水。

④ 多在阳光下活动或睡眠。婴儿出生2周到1个月，就可以给其晒太阳，在日光照射下，周围血管扩张，血液循环加快，可促进心脏功能发育，所以应经常带婴儿到户外进行活动或睡眠。

课堂练习

填空题：

1. 循环系统包括(　　)和(　　)两部分。

2. (　　)是连接动脉和静脉的网状结构，由一层上皮细胞构成，血流速度慢，是血液与组织液之间物质、气体交换的场所。

3. 儿童年龄越小，呼吸频率越(　　)；年龄越小，心率越(　　)。

4. 人体最大的淋巴器官是(　　)，其主要功能是(　　)。

5. 扁桃体的功能是(　　)。

6. 心脏所需的营养由(　　)动脉供给。

7. 在人体的生理活动中，各组织要不断得到(　　)和(　　)，同时又要把体内产生的(　　)和(　　)不断地排出体外，这个过程主要由循环系统来完成。

选择题：

1. 血细胞是血液的有形成分，血液中具有吞噬细菌和微生物功能的成分是(　　)。
   A. 白细胞　B. 红细胞　C. 血红蛋白　D. 血小板

2. 血液中的血红蛋白主要功能是(　　)。
   A. 运输O_2和CO_2　B. 吞噬作用　C. 止血、凝血　D. 免疫功能

3. 被称为人体最大的淋巴器官、人体血库和血液清洁工的是(　　)。
   A. 脾脏　B. 扁桃体　C. 淋巴管　D. 淋巴结

4. 为心脏供给营养的是(　　)，如果它发生病变，可影响心脏的血液供应，导致心脏的病变。
   A. 冠状动脉　B. 肺动脉　C. 肺静脉　D. 主动脉

5. 儿童心率的特点是(　　)。
   A. 年龄越小，心率越快　B. 年龄越小，心率越慢
   C. 年龄越大，心率越快　D. 心率与年龄没有关系

6. 下面血管内血液携带有大量O_2和养料，并且血液颜色是鲜红的是(　　)。
   A. 主动脉　B. 肺动脉　C. 上腔静脉　D. 下腔静脉

7. 血液循环的主要功能是(　　)。
   A. 运输养料和氧气　B. 保持血液畅通
   C. 保证呼吸畅通　D. 维持心跳

问答题：

1. 儿童血液循环系统有什么特点？怎样保护儿童的循环系统？

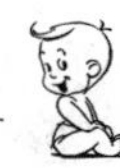

2. 为什么剧烈运动后不应马上停止？也不宜马上喝大量的开水，可以适当喝淡盐水？

四、消化系统

消化系统由消化道和消化腺两大部分组成。其功能是消化食物、吸收营养并排出食物残渣。消化道包括口腔、咽、食管、胃、小肠（十二指肠、空肠、回肠）、大肠（盲肠、结肠、直肠）和肛门（图 2－31）。临床上常把口腔到十二指肠的这一段称为上消化道，空肠以下的部分称为下消化道。消化腺有小消化腺和大消化腺两种。小消化腺分散于消化道各部的管壁内，直接开口于消化道，如胃腺、肠腺等。大消化腺有三对唾液腺（腮腺、下颌下腺、舌下腺）、肝和胰。

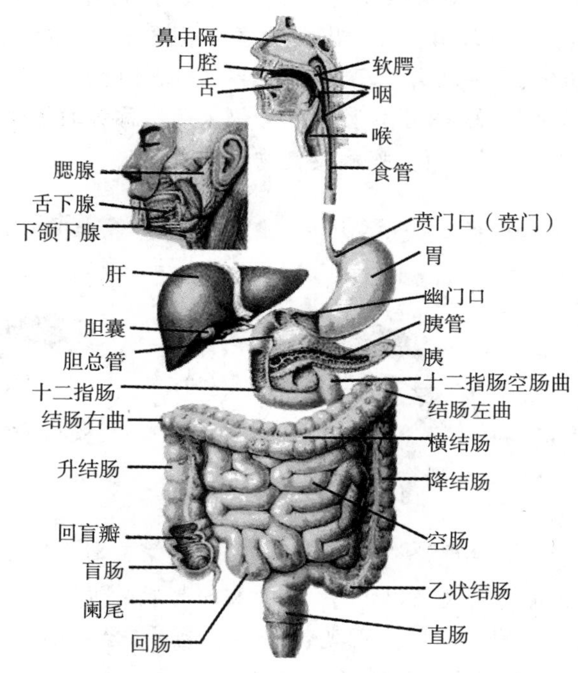

图 2－31 消化系统

（一）消化道

1. 口腔

口腔是消化道的起始部分。口腔中有牙、舌和三对唾液腺的开口。

（1）牙齿又称“牙”，是具有一定形态的高度钙化的组织，有咀嚼、帮助发音和保持面部外形的功能。从外部形态上观察，每颗牙齿都分为牙冠、牙颈和牙根三部分（图 2－32）。

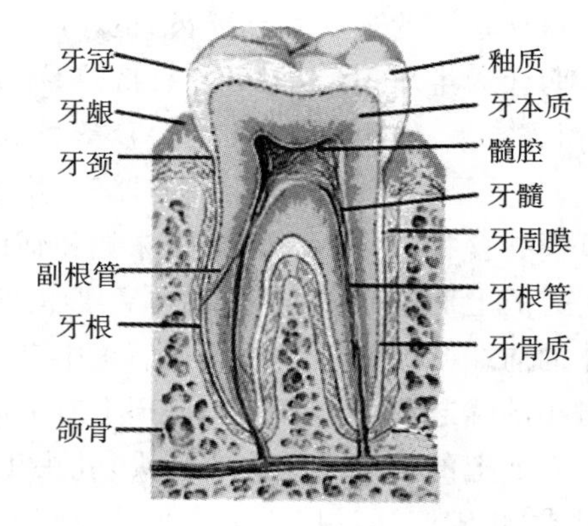

图 2－32 牙齿结构图

牙冠：牙齿显露在口腔的部分，也是发挥咀嚼功能的主要部分。牙冠表层有半透明的乳白色硬组织，是牙体组织中高度钙化的最坚硬的组织，称为牙釉质，釉质中 96％为无机物，其余为水和有机物。

牙根:牙齿固定在牙槽窝内的部分,也是牙齿的支持部分,其形态与数目随着功能而有所不同。牙根表层的钙化组织称为牙骨质,有坚固牙齿的作用。

牙髓:位于牙齿内部牙髓腔中的疏松结缔组织,牙髓中含神经纤维、血管、淋巴管、造牙本质细胞和成纤维细胞。

人体口腔中含有乳酸杆菌和链球菌等细菌,这些细菌与唾液中的黏蛋白和食物残渣混合在一起,牢固地黏附在牙齿表面和窝沟中形成牙菌斑。食物中大量的碳水化合物既供给菌斑中细菌能量,又通过细菌代谢作用使糖酵解产生有机酸,使釉质脱矿破坏,产生龋齿。临床调查证明口腔中菌斑多的儿童龋齿也多。

人的一生总共有两副牙齿:乳牙和恒牙。乳牙是人的第一副牙齿,共 20 颗。从出生后 4~6 个月开始萌出,到 3 岁时基本长齐。出牙顺序为下颌先于上颌、由前向后进行,即下乳切牙、上乳切牙、乳侧切牙、第一乳磨牙、乳尖牙、第二乳磨牙(图 2-33)。乳牙萌出时间、顺序和出齐时间个体差异很大,若 13 个月龄后乳牙仍未萌出称为萌牙延迟。萌牙延迟的主要原因可能是特发性的,也可能与遗传、疾病及食物性状有关。

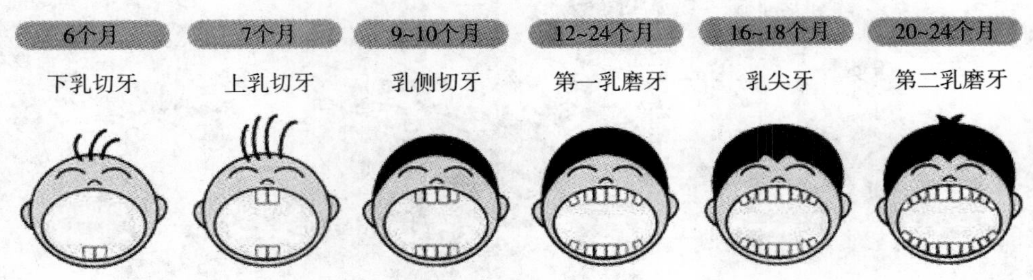

图 2-33　乳牙萌出顺序

恒牙是人的第二副牙齿,共 28~32 颗。6 岁左右在第二乳磨牙之后萌出第一恒磨牙,7~8 岁时乳牙一般开始脱落而代之以恒牙,换牙顺序与乳牙萌出顺序相同,除了第三磨牙外,其余的 28 颗一般在 12 岁左右就全部萌出。第三磨牙(智齿)萌出的时间较晚,在 18~30 岁萌出,有的终生不萌出或部分萌出(全部共 4 颗)。第一恒磨牙对颌骨的形态发育及牙齿的排列起重要作用,第二乳磨牙的存在则扶持前者的位置,故必须注意对乳磨牙的保护。

恒牙是人的最后一副牙齿,恒牙脱落后,脱落的部位将不再有牙齿萌生了。

萌牙为生理现象,但可伴有低热、流涎、烦躁及睡眠不安等症状,健康的牙齿生长与蛋白质、钙、磷、氟、维生素 C、维生素 D 等营养素有关。咀嚼运动有利于牙齿的生长。

(2)舌是口腔中随意运动的器官,位于口腔底,以骨骼肌为基础,表面覆以黏膜而构成。具有搅拌食物、协助吞咽、感受味觉和辅助发音等功能。

舌的上面有一向前开放的"V"形沟叫作界沟,将舌分为前 2/3 的舌体和后 1/3 的舌根。舌体的前端叫作舌尖。舌的下面正中有一黏膜皱襞,称为舌系带。在舌系带根部的两侧有一对小的隆起,称为舌下阜,阜顶上有下颌下腺和舌下腺的共同开口。

舌面上的许多小突起叫乳头,乳头里有味觉感受器——味蕾。每个味蕾由若干个味细胞组成,味细胞通过伸出味蕾小孔顶端的纤毛,感觉出溶解在水中的化学物质的味道。固体或气体物质,也要先溶解在唾液中,味蕾才能感受味道。味细胞末端连接传入神经,当味细胞兴奋时,冲动就沿着传入神经传入大脑的味觉中枢,产生味觉。

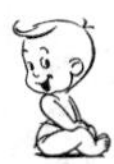

基本味觉只有酸、甜、苦、咸四种，其余都是混合味觉，是基本味觉的不同组合。四种基本味觉由四种不同的味细胞感受，它们在舌面上的分布是不均匀的。感受甜味的味觉细胞多集中在舌尖，所以舌尖对甜味最敏感。舌的两侧中部对酸味最敏感，舌的两侧前部对咸位最敏感，对苦味最敏感的是舌根。

儿童的舌短、宽，灵活性较差，对食物的搅拌和协助吞咽的能力不足。

2. 胃

胃位于腹腔的左上方，是由平滑肌构成的囊性器官，其内层即胃黏膜有许多皱襞，从而使胃容量可扩张胃体积的数倍。胃腺分泌胃液，其主要成分为胃蛋白酶、盐酸及黏液，因此具有储存和消化食物的功能。

胃液中的盐酸能增加胃蛋白酶的活性，帮助消化食物中的蛋白质；胃酸还能杀死食物里的细菌，确保胃和肠道的安全。如果胃酸分泌过少或医源性胃酸过少，常可产生腹胀、腹泻等消化不良的症状；但若胃酸分泌过高，可对胃黏膜产生侵蚀作用，引起胃的炎症或溃疡。胃黏液呈弱碱性，有保护胃黏膜的作用，防止胃酸对胃壁的侵蚀。胃壁上有发达的肌肉，食物进入胃以后，通过胃的蠕动磨碎食物，同时使胃液与食物充分混合，有利于消化酶发挥作用，最终食物以胃糜状态小量逐次地通过幽门进入十二指肠。

食物在胃内经过消化形成的食糜由幽门被推送入十二指肠叫作胃的排空。在排空过程中，幽门括约肌可限制每次排出食物的量，并防止十二指肠内容物逆流入胃。胃内食物全部排空的时间与食物的质和量以及胃蠕动的情况有关。一般来说，水只需 10 分钟就可从胃排空，糖类食物需 2 小时以上，蛋白质排空较慢，脂肪更慢，混合性食物的排空需 4～5 小时。

新生儿的胃呈水平横位，容量较小，贲门松弛，而幽门较紧，所以在吃奶时吸入空气或喂奶后震动容易溢奶。

3. 小肠

小肠是消化道中最长的一段，成人全长 5～6 米。小肠黏膜具有环状皱襞，并拥有大量绒毛，可以增大吸收面积。小肠上端从幽门起始，下端与大肠相接，分为十二指肠、空肠和回肠，小肠是食物消化、吸收的主要部位。

儿童小肠的肠管较长，其肠管总长度约为身长的 6 倍，成人则为 4.5 倍。肠黏膜发育较好，有丰富的血管和淋巴管，吸收能力强。小儿肠内各种消化酶的质量和数量较成人少，因此消化能力较差。肠系膜发育不完善，肠的固定能力差，如坐便盆或蹲的时间过长，易出现脱肛现象。如果腹部受凉、饮食发生改变导致腹泻时，易发生肠套叠、肠绞痛等急症。

4. 大肠

大肠的主要功能是暂时储存食物残渣，吸收残余水分、无机盐和部分维生素，并能利用肠内简单物质合成维生素 K。

大肠可分为盲肠、结肠和直肠三部分。盲肠是大肠的起始部位，上端与回肠相连，阑尾位于腹部的右下方、盲肠内侧，是人类的一种退化器官（食草动物的阑尾很发达），长为 7～9 厘米，直径约 0.5 厘米，近端与盲肠相通，远端闭锁。由于阑尾腔细小，又是盲管，食物残渣、寄生虫和细菌等容易侵入腔内，堵塞管腔引起发炎。

（二）消化腺

消化腺包括唾液腺、胰腺和肝脏以及分布于消化道管壁内的许多小消化腺（如胃腺和肠腺等）。消化腺的主要功能是分泌消化液，对食物进行化学消化。此外，胰腺还有内分泌功能。

1. 唾液腺

人有三对唾液腺，一对为腮腺，埋于两耳前下方的颊部组织中，开口于口腔内颊黏膜上；一对为颌下腺，位于下颅骨的内面黏膜以下的结缔组织中；另一对为舌下腺，位于口腔底部黏膜深处(图 2－34)。唾液腺分泌唾液，唾液能湿润口腔，稀释食物；唾液中有麦芽糖酶，能将淀粉消化为麦芽糖。食物在口腔中的消化是有限的。

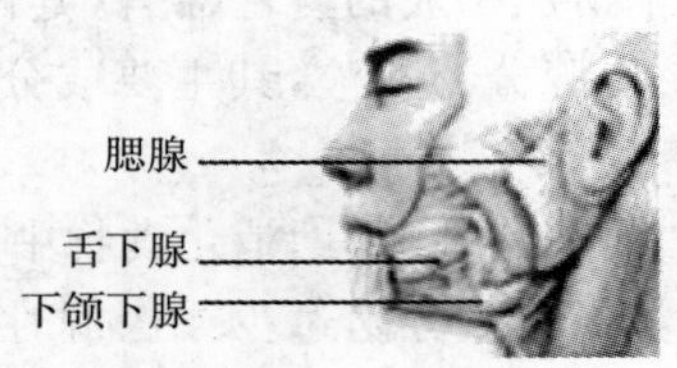

图 2－34　唾液腺

儿童的唾液腺在出生时已经形成，但唾液腺的分泌功能较差，3～6 个月时逐渐完善，由于吞咽能力差，加上口腔较浅，容易出现"生理性流涎"现象。

2. 肝脏和胆囊

肝脏是人体中最大的腺体，也是最重要的器官之一。

人的肝脏大部分位于腹腔右上方，紧贴在膈肌下面。肝脏的表面覆有被膜，其结缔组织伸入肝实质内将肝分成许多小叶。肝小叶是肝脏的结构和功能单位。成人的肝脏有 50 万～100 万个肝小叶。

胆汁是由肝细胞分泌的。肝细胞分泌的胆汁排入相邻肝细胞之间的胆小管内，经小叶间胆管流入左右胆管、胆总管，再流入十二指肠。胆总管由肝总管和胆囊管汇合而成，开口于十二指肠乳头。在非消化期，生成的胆汁转入胆囊管，流入胆囊内贮存；当消化时，胆囊收缩，胆汁流入十二指肠，胆汁对于脂肪的消化与吸收具有重要意义。

儿童的肝脏占体重的比例比成人要大，刚出生时的肝重约 150 克，相当于体重的 5%左右，5～6 岁时肝重约占体重的 3.3%，而成年人的肝重仅占 2.8%，所以儿童的肝脏容易在肋弓下触及；儿童胆囊小且肝脏分泌胆汁较少，因此对脂肪的消化能力较差；肝脏功能不完善，解毒能力差，所以对有肝脏损害的药物要慎用；肝糖原储备较少，饥饿时易出现"低血糖"症状。

人体摄入的食物必须在消化道内被分解成小分子物质后才能被吸收，这个过程称为消化。消化有两种方式：一种是通过消化管壁肌肉的收缩活动，将食物磨碎，使食物与消化液充分混合，并使消化了的食物成分与消化管壁紧密接触而便于吸收，把食物由大块变成小块，称为机械消化；另一种是通过消化腺分泌的消化液对食物进行化学分解，使之成为可被吸收的小分子物质的过程称为化学消化。通常食物的机械消化与化学消化是同时进行的。食物经消化后，所形成的小分子物质通过消化道进入血液或淋巴液的过程，称为吸收。

(三)儿童消化系统的保健

1. 保护好乳牙

(1)给儿童提供充足的营养。磷酸钙等无机盐是构成牙齿的原料，需要从食物中获取。

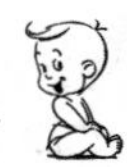

经常参加户外活动，接受紫外线的照射，可以促进钙磷的吸收。

(2)避免外伤，注意冷热刺激对牙齿的影响，不要用牙咬硬果壳等食物，牙釉质可能会产生裂缝或脱落，从而损伤牙齿。

(3)培养儿童良好的口腔卫生习惯。儿童进食后应及时用温水漱口，3岁后应逐渐学会刷牙，选用合适的牙膏牙刷，刷牙时避免牙膏吞入体内。

(4)预防牙齿排列不齐。教育儿童不要吸吮手指及奶嘴，不咬铅笔等其他硬物，出牙时不用舌头舔牙，防止乳牙过早缺失或脱落不及时。

2. 培养良好的饮食习惯

(1)定时定量，合理安排营养，不暴饮暴食，吃饭时不说说笑笑，以防食物呛入气管。

(2)细嚼慢咽，有利于食物与消化液的充分混合，能减轻胃肠负担，可促进人体对营养素的吸收，还可使食欲中枢及时得到饱的信号以避免过量饮食，不比赛吃饭，不边吃边玩，不吃汤泡饭，饭前不大量饮水和吃零食。

3. 注意饮食卫生，防止病从口入

儿童消化能力差，所以应少吃不易消化的食物，要注意饮食卫生，饭前便后要洗手。

4. 注意肠道保健

饭前饭后不做剧烈运动，养成定时排便的习惯。

5. 注意肝脏保健

婴幼儿膳食不要过于油腻，应重视早餐，服药应遵守医嘱，防止私自用药不当，伤害肝脏。

课堂练习

填空题：

1. 消化系统由(　　)和(　　)组成。

2. 舌是由横纹肌组成的肌性器官，能自由伸缩和卷曲，具有(　　)、(　　)及(　　)的功能。

3. 体内最坚硬的器官是(　　)，其主要功能是(　　)。

4. 小肠是消化道中(　　)的一段，是(　　)和(　　)的重要器官。

5. 新生儿的胃呈(　　)，直到开始行走时，才逐渐成为垂直。

6. 儿童肝相对较大，但肝的(　　)较差，所以儿童用药剂量要比成人小；儿童肝糖原贮存较少，受饿容易发生(　　)；儿童的胆汁分泌也较少，因此消化能力差。

7. 乳牙一般于出生后(　　)个月时萌出，约(　　)岁出齐，共(　　)颗。

选择题：

1. 乳牙过早丢失的主要原因为(　　)

A. 龋齿　　B. 缺碘　　C. 长期流涎　　D. 错齿

2. 乳牙最先萌出的是(　　)。

A. 2个下中切牙　　B. 4个尖牙　　C. 下侧切牙　　D. 4个切牙

3. 消化和吸收的主要部位是(　　)。

A. 小肠　　B. 胃　　C. 食道　　D. 大肠

4. 从(　　)岁开始,乳牙先后脱落,逐渐换上恒牙。

A. 5～6　　B. 4～5　　C. 3～4　　D. 2～3

5. 儿童乳牙因(　　)薄,(　　)松脆,易发生龋齿。

A. 牙釉质,牙本质　　B. 牙骨质,牙釉质

C. 牙本质,牙釉质　　D. 牙釉质,牙骨质

6. 一般混合食物在胃里的排空时间是(　　)小时。

A. 4～5　　B. 3～4　　C. 2～3　　D. 1～2

7. 儿童肠壁的肌肉和弹性组织较差,肠蠕动能力较弱,因此若食物长时间停留在大肠内,易造成(　　)。

A. 便秘　　B. 脱肛　　C. 肠套叠　　D. 腹泻

8. 儿童肠壁的肌肉和弹性组织较差,肠蠕动能力较弱,因此若受凉或突然改变饮食,易造成(　　)。

A. 肠套叠　　B. 脱肛　　C. 便秘　　D. 腹泻

问答题:

1. 龋齿形成的原因有哪些?怎样预防龋齿的发生?
2. 儿童的胃有什么特点?
3. 为什么小肠是消化食物吸收营养的主要场所?
4. 为什么饭前饭后不能做剧烈运动?

五、内分泌系统

内分泌系统是由各内分泌腺及散布全身的内分泌细胞共同构成的信息传递系统,通过释放具有生物活性的化学物质——激素来调节靶细胞(或者靶组织、靶器官)的活动。激素对靶细胞作用所产生的效应往往又可反馈地影响内分泌细胞的活动。

内分泌腺是指内分泌细胞集中的组织,主要包括腺垂体、甲状腺、甲状旁腺、胰岛、肾上腺、性腺以及松果腺和胸腺等(图 2－35)。

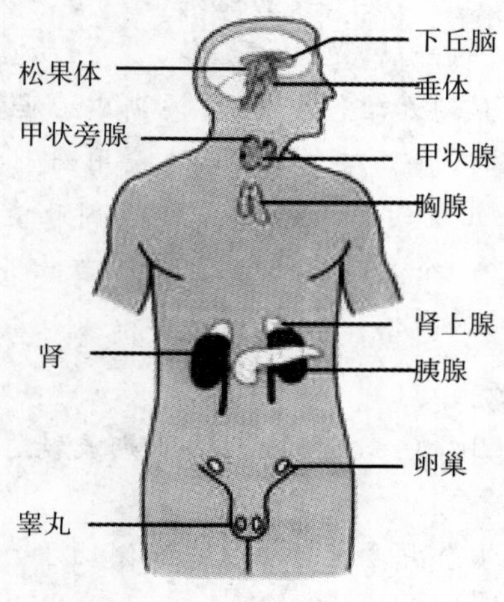

图 2－35　人体内分泌腺

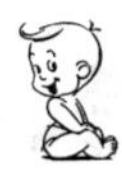

（一）垂体

垂体悬垂于脑的底部，所以也叫作脑垂体或脑下垂体。它呈卵圆形，大小如豌豆，垂体分泌生长激素、促甲状腺激素、催乳素等。垂体是人体内最主要的内分泌器官，结构复杂，分泌的激素种类多，作用广泛，并且能调节其他内分泌腺的活动。过去有些人曾将它叫作内分泌腺之王。

生长激素直接作用于组织细胞，可以增加细胞的体积和数量，促进人体的生长。昼夜间生长激素的分泌是不均匀的，在睡眠时分泌量增加。幼年时如果生长激素分泌不足，就会引起"侏儒症"，即身材矮小，成年后身高也不足130厘米，智力正常。若生长激素分泌过多，儿童时期生长过速，成为"巨人症"，成年后分泌过多则有"肢端肥大症"。

（二）甲状腺

甲状腺是人体最大的内分泌腺。棕红色，分左右两叶，中间相连（称为峡部），呈"H"形，20～30克。甲状腺位于喉下部气管的前侧，吞咽时可随喉部上下移动。其主要功能是合成甲状腺激素，调节机体代谢。

1. 维持生长发育

它是人体正常发育（尤其是神经系统的发育）所必需的，其分泌不足或过量可以引起疾病。小儿甲状腺的功能不足时，躯体与智力发育均受影响，可致呆小病（克汀病），主要表现为智力低下、反应迟钝、身材矮小等。成人甲状腺功能不足时，则引起黏液性水肿。

2. 促进代谢

甲状腺激素能促进物质氧化，增加糖原的分解和利用，增加耗氧量，提高基础代谢率，使产热增多，所以甲状腺的功能亢进有怕热多汗等症状。

3. 心血管及神经系统效应

甲状腺功能亢进时可出现神经过敏、急躁、震颤、心率加快、心输出量增加的现象，因甲状腺激素可增强心脏对儿茶酚胺的敏感性。

碘是合成甲状腺的原材料，如碘的缺乏会影响儿童甲状腺的功能，阻碍儿童的正常发育。

甲状腺处于高功能状态即甲亢，其特征有甲状腺肿大、突眼症、基础代谢增加和自主神经系统的失常。

甲状腺机能低减症，系甲状腺激素合成与分泌不足，一般表现：易疲劳、怕冷、体重增加、记忆力减退、反应迟钝、嗜睡、精神抑郁、便秘、月经不调、肌肉痉挛等。

（三）肾上腺

肾上腺由皮质和髓质两部分组成。皮质分泌三种内分泌素，即盐皮质类固醇、糖皮质类固醇及雄激素。这些激素主要调节水、电解质以及糖、蛋白、脂肪的代谢，调节性器官和第二性征的发育，并能增强机体对有害刺激（如过敏、炎症等）的耐受力。肾上腺髓质分泌肾上腺素和去甲肾上腺素，它们与心血管系统、淋巴系统及中枢神经系统的兴奋、内脏平滑肌的松弛，肝糖原的分解以及维持体液平衡等密切相关。

（四）内分泌系统的保健

（1）保证儿童有充足的睡眠，培养其早睡早起的习惯，以利于生长激素的分泌。

（2）在儿童膳食中适当使用"碘盐"，以利于甲状腺素的合成，防止克汀病。

（3）注意日常饮食，避免环境污染，不乱服营养品，不看不健康书报影视，不接触成人化妆品。

课堂练习

填空题：

1. 内分泌腺所分泌的物质叫（　　），直接进入到（　　）作用于组织器官，人体最大的内分泌腺是（　　），缺（　　）会影响甲状腺的功能，幼年缺碘会引起（　　）。

2. 人体最重要的内分泌腺是（　　），幼年时（　　）分泌不足会引起“侏儒症”，如果分泌过多，就会引起（　　）；如果成年以后生长激素分泌的过多就会引起（　　）。

六、泌尿系统

人体在新陈代谢过程中，不断产生各种代谢产物和水，这些物质经机体有关系统及时排出体外，泌尿系统是人体排泄系统的一部分，负责尿液的产生、运送、储存与排泄。它对于保持内环境的相对稳定起着重要的作用。

（一）泌尿系统的组成

泌尿系统包括左右肾、左右输尿管、膀胱、尿道（图 2－36）。

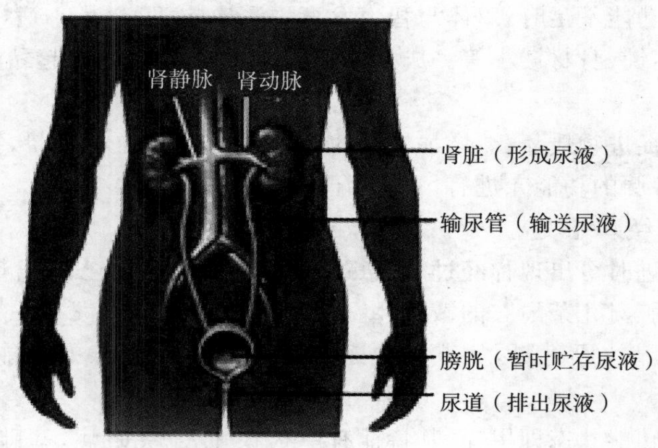

图 2－36　人体泌尿系统

1. 肾脏

肾脏是人体的重要器官，肾脏为成对的扁豆状器官，位于腹膜后脊柱两旁浅窝中，右肾由于肝脏关系比左肾略低 1～2 厘米。肾脏内部的结构，可分为肾实质和肾盂两部分。

肾实质分内外两层：外层为皮质，内层为髓质（图 2－37）。肾单位是肾结构和功能的基本单位。每个肾脏有 100 万～150 万个肾单位。每个肾单位都包括肾小球、肾小囊和肾小管三个部分。肾小球与肾小囊主要分布在肾脏的皮质部分。肾小球是一个由数十条毛细血管弯曲盘绕形成的血管球，外包围着肾小囊，血液从入球小动脉流入肾小球，由出球小动脉流出肾小球。肾小球有滤过作用，当血液流经肾脏时，除血液中的红细胞、白细胞、血小板和大分子蛋白质外，血浆中的部分水分、无机盐类、葡萄糖、尿素等都可以通过肾小球滤除形成原尿。

肾小管弯曲细长，主要分布在肾脏的髓质部分，外面有与出球小动脉相连接的毛细血管

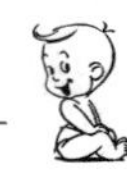

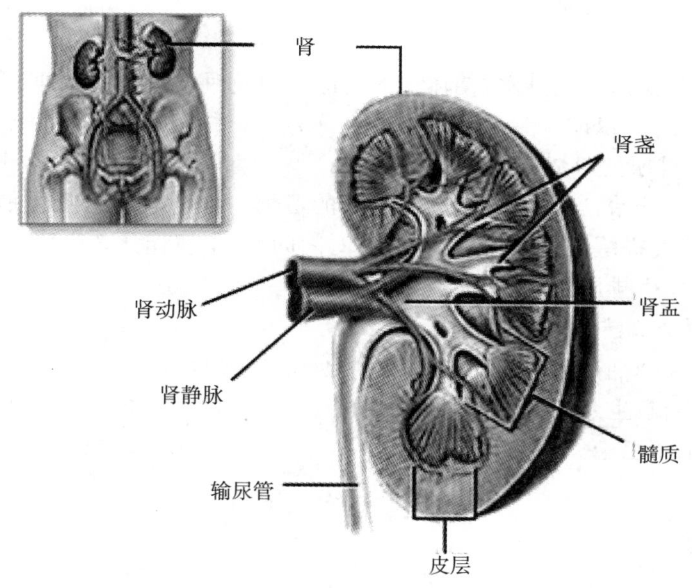

图 2－37　肾剖面图

网，大量的肾小管汇集成一些较大的管道通入肾盂。肾小管有重吸收作用，吸收原尿中全部葡萄糖以及大部分水和部分无机盐，并把这些吸收来的物质送回到包绕在肾小管外面的毛细血管中，余下的部分水、无机盐以及尿素等物质形成尿液。

儿童肾脏对尿液的浓缩和稀释功能较差，因此小儿容易脱水；肾脏的排毒功能较差，用肾毒性的药物易导致其功能损害，因此要注意用药的种类和剂量。

2. 输尿管

输尿管是位于腹膜外的细长肌性管道，左右各一，上接肾盂，下连膀胱，长 25～35 厘米，平均管径 0.5～0.7 厘米，最窄处口径只有 0.2～0.3 厘米。输尿管的主要作用是将尿液排入膀胱。

3. 膀胱

膀胱是贮存尿液的地方，位于盆腔内，大小、形状、位置以及壁的厚薄均随充盈程度、年龄和性别有所不同。成人储存尿液为 350～500 毫升，当排尿时，逼尿肌收缩，可使膀胱内压升高，压迫尿液由尿道排出。在膀胱与尿道交界处有较厚的环形肌，形成尿道内括约肌。括约肌收缩能关闭尿道内口，防止尿液自膀胱漏出。

儿童新陈代谢旺盛，尿量较多，膀胱容积小，黏膜柔弱，肌肉层及弹性不发达，储尿能力差，所以年龄越小，排尿次数越多，另外由于小儿神经系统发育不健全，对排尿的调节能力差，故小儿在 3 岁以前主动排尿能力差，年龄越小表现越突出，时常出现遗尿现象。

4. 尿道

男性尿道自膀胱颈部的尿道口至尿道外口，长 16～22 厘米；女性尿道甚短，长仅 3～5 厘米。

小儿尿道短，新生男孩尿道长 5～6 厘米，生长速度缓慢，直至青春期才显著增长，女孩尿道更短，刚出生时仅长 1～3 厘米；儿童尿道黏膜柔嫩，弹性组织发育不完全，尿道容易损伤；女孩的尿道口接近肛门，不注意保持外阴部清洁容易发生尿道感染，细菌逆行还可到膀胱、肾脏，易引起相应部位的感染。

(二)儿童泌尿系统的保健

1. 供应充足的水分

每天让儿童饮用适量白开水,使体内的代谢产物及时随尿排出体外。另外,充足的尿液对尿道有清洗作用,可以减少感染。

2. 养成定时排尿的习惯

婴儿从3个月开始,就应培养其定时排尿的习惯,如睡觉前后、哺乳前后。教师在组织儿童集体活动前,要提醒儿童排尿,并掌握好时间间隔,不要让儿童憋尿,因为憋尿会使膀胱失去正常功能而发生排尿困难,并易造成感染。

3. 保持会阴部清洁,预防尿路感染

不要让婴儿穿开裆裤坐在地面上玩耍;勤换尿布,勤换内裤;注意卫生,每晚用温开水冲洗外阴,防止感染;新生儿便后要及时洗净臀部及外阴;幼儿园的厕所和便盆要经常清洗并定期消毒,防止细菌感染。

课堂练习

填空题:

1. 泌尿系统由(　　)、(　　)、(　　)、(　　)四部分组成。

2. 人体排除代谢产物和水的主要渠道是尿液,它产生于(　　),储存于(　　),排尿时,(　　)舒张,尿液经(　　)排出体外。

3. 血液流经(　　)时,通过(　　)过滤形成原尿,经肾小管注入肾盂形成尿液。

4. 肾脏是由(　　)和(　　)组成,实质又分为(　　)和(　　),肾脏的结构和功能单位是(　　)。

5. 与男性尿道相比,女性尿道的形态特点是(　　)。

选择题:

1. 产生尿液的器官是(　　)。

A. 肾脏　　B. 输尿管　　C. 膀胱　　D. 尿道

2. 肾被膜的最内层是(　　)。

A. 腹膜　　B. 肾筋膜　　C. 脂肪囊　　D. 纤维囊

3. 出入肾门的结构是(　　)。

A. 肾小盏　　B. 输尿管　　C. 肾大盏　　D. 肾盂

问答题:

1. 女性尿路感染多发的原因有哪些?

2. 3岁以前的儿童为什么容易出现"遗尿"现象?

七、神经系统

神经系统由脑和脊髓以及与其相连的脑神经和脊神经组成(图2-38)。它通过调整机体功能活动,使机体适应不断变化的外界环境,维持机体与外界环境的平衡。人类在长期的进化发展过程中,神经系统特别是大脑皮质得到了高度的发展,产生了语言和思维,人类不仅能主动地适应外界环境的变化,而且能主动地认识客观世界,改造客观世界,使自然界为

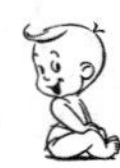

人类服务，这是人类神经系统最重要的特点。

（一）神经系统的组成

神经系统可分为中枢神经系统和周围神经系统。中枢神经系统包括脑和脊髓，分别位于颅腔和椎管内，两者在结构和功能上紧密联系。外周神经系统包括12对脑神经和31对脊神经，外周神经分布于全身，把脑和脊髓与全身其他器官联系起来。

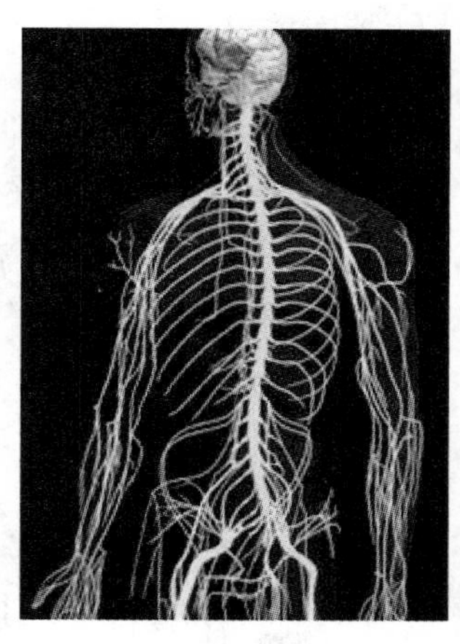

图2-38　人体神经系统

神经系统的基本结构和功能单位是神经元（神经细胞）（图2-39），它具有感受刺激和传导兴奋的功能。神经元由细胞体和突起两部分构成。胞体的中央有细胞核，核的周围为细胞质，细胞质内除有一般细胞所具有的细胞器，如线粒体、内质网等外，还含有特有的神经元纤维及尼氏体。神经元的突起根据形状和机能又分为树突和轴突。树突较短但分支较多，它接受冲动，并将冲动传至细胞体。各类神经元树突的数目多少不等，形态各异。每个神经元只发出一条轴突，长短不一，胞体发出的冲动则沿轴突传出。神经元的轴突和套在外面的鞘状结构，称为神经纤维，神经纤维末端的细小分支叫神经末梢。神经元之间的联结与沟通是通过突触传递电信号来完成的，突触通常是指两个神经元之间的接触点。细胞体指示神经元发出电信号，电信号沿着轴突传导并到达突触，另一神经元的树突通过突触接收此信号。

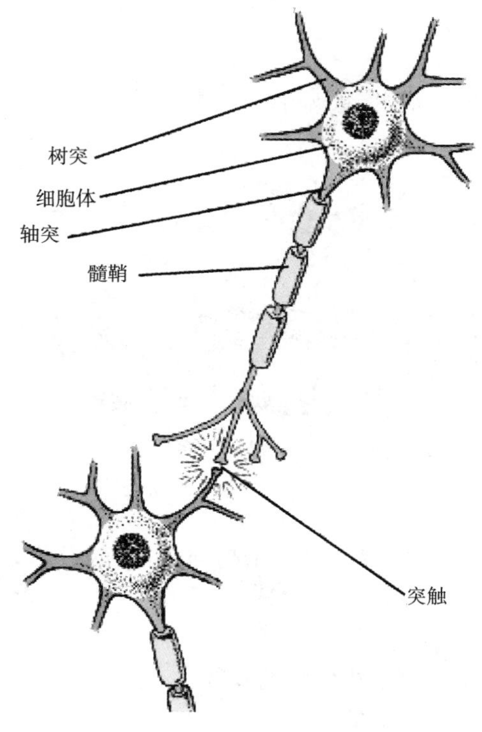

图2-39　神经元

1. 中枢神经系统

(1)脑

脑是中枢神经系统的高级部位,位于颅腔内。人脑可分为大脑、小脑、间脑和脑干(图2-40)。大脑包括左、右大脑半球。左、右大脑半球由胼胝体相连,每个半球表层覆盖着大脑皮质,平均厚度为2～3毫米。半球表面有很多深浅不等的沟或裂,沟或裂之间的隆起叫作回,它们大大增加了大脑的表面积。据统计,人的大脑表面积约为2200平方厘米,其中1/3露出表面,2/3藏在沟里。

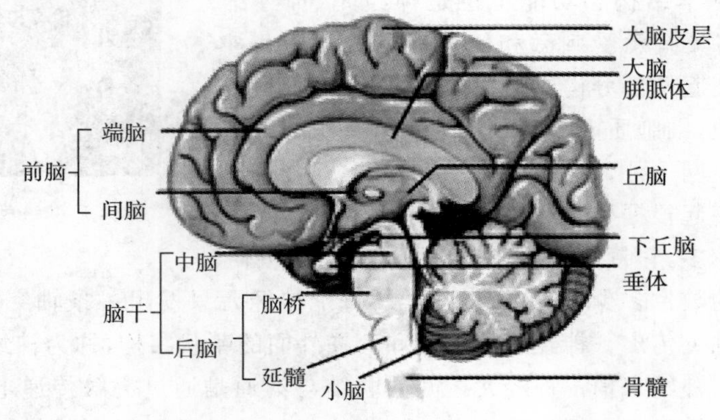

图2-40　脑剖面图

大脑外侧面重要的沟、裂有大脑外侧裂、顶枕裂和中央沟。由于三沟裂之界隔,使大脑皮质分为额叶、顶叶、颞叶、枕叶四大部分(图2-41)。

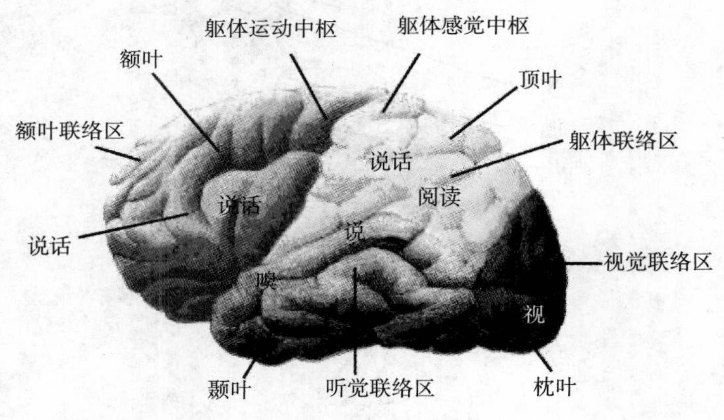

图2-41　脑结构图

人类的大脑皮质是脑的最大、最复杂的结构部分,占据了85%的脑重,包含有最多的神经元和突触。皮质是大脑最后停止发育的部分,因此皮质对环境影响的敏感性比脑的其他部分更强。大脑皮质成熟顺序为:枕叶—颞叶—顶叶—额叶。

掌管视觉和听觉的皮质发育最快的时期在3、4个月到12个月;在掌管身体运动的区域中,控制头、胸的神经细胞之间形成的联结早于控制躯干和腿的神经细胞。

额叶是发育最晚的皮质区,它掌管着思维、意识、对冲动的控制以及对行为有计划的调

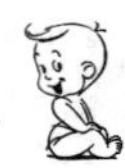

节。2 个月时,额叶开始发挥功能,其发育一直持续到 30 岁。

总之,大脑皮质在长期的进化过程中高度发展,它不仅是人类各种机能活动的高级中枢,也是人类思维和意识活动的物质基础。

小脑:位于大脑的后下方,与脑干和脊髓相连。小脑的主要功能是调整在运动时躯体的重心,用以维持身体的平衡,协调肌肉运动。如果小脑出现病变,就会导致个体眩晕、运动失调。

间脑:由丘脑和下丘脑等部分组成。丘脑是大脑皮质下较高级的感觉中枢,能对传入的神经冲动进行简单的分析。下丘脑是调节自主神经的较高级的中枢,调节内脏活动,也是人体对环境刺激发生情绪性反应的高级调节部位,并且具有调节体温、食欲、干渴感觉的中枢。此外,下丘脑还控制脑垂体的内分泌活动,并通过脑垂体影响其他内分泌腺的活动。

脑干:包括中脑、脑桥和延髓。延髓中有调节生命活动的重要中枢,如呼吸、心跳、血管运动中枢等,延髓受损会立即引起心跳呼吸的严重障碍而危及生命,因此延髓有"生命中枢"之称。延髓和脑桥的皮质中还有吞咽、呕吐等中枢。

(2)脊髓

脊髓是神经系统的重要组成部分,其活动受脑的控制。呈前后扁的圆柱体,位于椎管内,上端在平齐枕骨大孔处与延髓相续,下端终于第 1 腰椎下缘水平(初生儿则平第 3 腰椎)。脊髓分为灰质和白质。灰质位于中央部,呈蝴蝶形或"H"状,是神经元集中处;白质位于脊髓外围,是神经纤维集中的部位。白质中大量上、下行纤维束,把周围传来的神经冲动传入脑,把脑各部分发出的神经冲动传到脊髓。

脊髓具有传导功能和反射功能。

① 传导功能

脊髓是感觉和运动神经冲动传导的重要通路,其结构基础即脊髓内的上、下行纤维束。除头、面部外,全身的深、浅感觉和大部分内脏感觉冲动,都经脊髓白质的上行纤维束才能传到脑。由脑发出的冲动,也要通过脊髓白质的下行纤维束才能调节躯干、四肢骨骼肌以及部分内脏的活动。如果脊髓白质损伤,将导致损伤平面以下出现运动和感觉的功能障碍。

② 反射功能

脊髓灰质里有许多低级反射中枢,可执行一些简单的反射活动,如膝跳反射、排便反射等。

2. 周围神经系统

联络于中枢神经和其他各系统器官之间。与脑相连的神经叫作脑神经,共有 12 对,绝大部分分布在头部的感觉器官、皮肤和肌肉等处,与脊髓相连的神经叫作脊神经,共有 31 对,它在躯干、四肢的皮肤和肌肉里的分布是很有规律的,上部的脊神经分布在颈部、上肢和躯干上部;下部的脊神经分布在下肢和躯干下部。脊神经可以调节躯干和四肢的感觉和运动。

(二)神经系统的活动方式

神经系统的功能活动十分复杂,但其基本活动方式是反射。反射是神经系统对内外环境的刺激所做出的反应。

反射活动的形态基础是反射弧。反射弧的基本组成:感受器→传入神经→神经中枢→传出神经→效应器(图 2 - 42)。反射弧中任何一个环节发生障碍,反射活动将减弱或消失。反射弧必须完整,缺一不可。

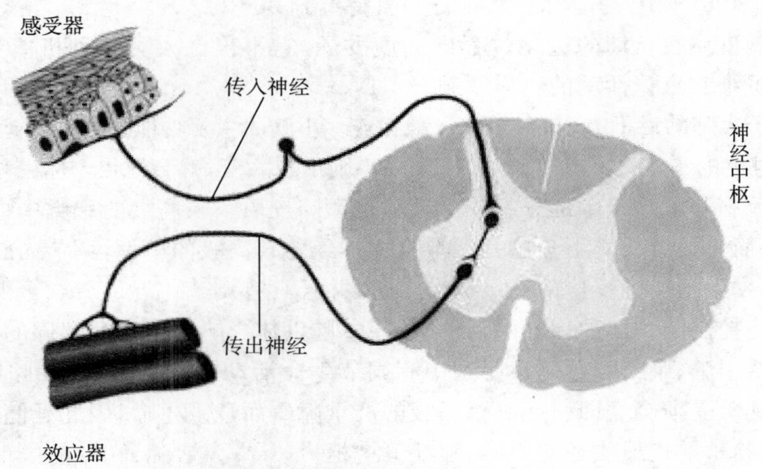

图 2-42 反射弧结构图

(三)大脑皮质的活动特点

大脑皮层神经活动有两个过程:即兴奋和抑制过程。无论是兴奋还是抑制都是能动的,它们都具有扩散集中和相互诱导的运动规律。兴奋过程与抑制过程的矛盾统一和相互协调,支配着人体的正常的有规律的活动。

1. 优势法则

人们在从事脑力或体力活动时,大脑皮层都有代表性的区域,其工作效率的高低取决于有关的皮层区域是否处于良好的兴奋状态,处于优势兴奋灶的皮层区,具有最好的应激能力,条件反射容易形成,人的学习工作能力和效率都比较高。兴趣能促使"优势兴奋"状态的形成,人们对感兴趣的事物,往往表现为特别专注,对其他出现的无关刺激则可"视而不见""听而不闻"。

2. 动力定型

条件反射的形成过程,是大脑皮质形成暂时神经联系的过程。若一系列的刺激总是按照一定的时间、顺序先后出现,重复多次后在大脑皮层的神经元之间就会形成牢固的联结。在实际生活中,一切技能训练和习惯的培养过程都是大脑皮层动力定型的形成过程,所谓"熟能生巧""习惯成自然"就是形成了动力定型的结果。遵循这一特点,动力定型的建立需要训练、强化,因此我们要掌握牢固的知识和技能,就必须勤学苦练。积极的强化,则有利于大脑皮层动力定型的建立和巩固。建立动力定型以后,脑细胞能以最经济的消耗,收到最大的工作效果。

3. 镶嵌式活动原则

大脑皮层的不同部位执行着不同的任务,当从事某一活动时,只有相应部分处于工作状态,其他部分处于抑制状态,大脑皮层即形成了兴奋区与抑制区——工作与休息互相镶嵌的复杂方式。根据这一生理特点,我们应利用兴奋区与抑制区的交叉,利用脑力与体力活动的交替,将不同的教学科目、不同性质的课程予以交叉安排,来减少大脑的疲劳,提高工作学习效率。

4. 保护性抑制

当大脑皮层细胞工作超负荷时,其功能活动降低,处于抑制状态,以防止进一步的损耗

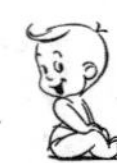

称为“超限抑制”，这是大脑皮层的自我保护抑制。如不注意这种保护性抑制的出现，继续超时学习、工作，即会事与愿违，加重了大脑皮层细胞的损伤，大脑过度疲劳，会出现头昏脑涨，反应迟钝，注意力不集中，学习效率低下，严重者会出现失眠、神经衰弱等疾病，因此，当学习出现疲倦时，就应该采取积极有效的休息措施，以恢复大脑功能。

5. 左右脑分工

美国心理生物学家斯佩里博士，通过著名的割裂脑实验，证实了大脑不对称性的“左右脑分工理论”。左半脑主要负责逻辑理解、记忆、推理等，思维方式具有连续性、逻辑性和分析性。右半脑主要负责空间形象记忆、情感、美术、音乐、想象等，思维方式具有无序性、跳跃性、直觉性等(图 2-43)。大脑潜能的开发重在右脑的开发。

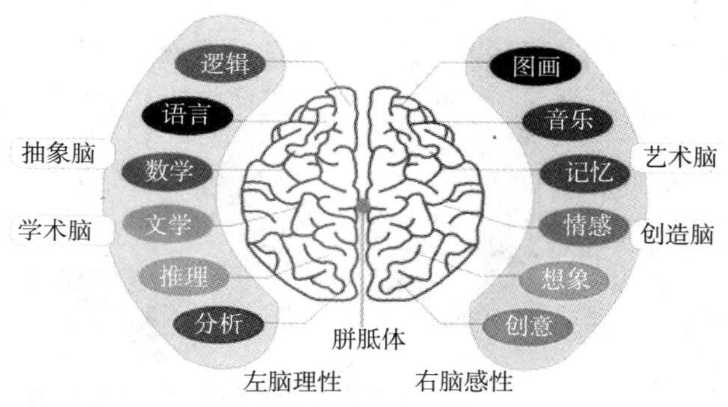

图 2-43　左右脑分工图

(四)神经系统发育

1. 脑重量增长

神经系统是儿童心理行为发展的基础。所有器官中神经系统发育居领先地位。脑的生长是形态发育与结构功能逐渐成熟的过程，主要是神经细胞体积的增大和与之相连的突触数量的增加。

妊娠 3 个月，胎儿的神经系统已基本成型。出生前半年至出生后第一年是脑细胞数目增长的重要阶段。1 岁以后脑细胞的数目不再增加，发育表现为神经细胞的体积增大，细胞的突起由短变长，分支由少到多，逐渐形成复杂的网络(图 2-44)，大脑的发展可以看作是一个大的布线过程，是神经元之间形成联结和完善联系的过程。刚出生的婴儿约有 1000 亿个神经元，婴儿脑内神经元之间形成联结的数目更是令人惊异：刚出生的婴儿有 50 兆个联结或突触，3 个月后，突触数量超过了新生儿的 20 倍以上。一年以后，婴儿大脑约有 1000 兆个突触。这就为儿童智力的发展提供了生理基础。脑的迅速生长可从脑重量的变化上得到反映，不同年龄脑量的变化可见表 2-1 所列。

表 2-1　不同年龄脑量的变化

年龄	新生儿	6 个月	1 岁	3 岁	6 岁	成人
脑重量(g)	350	600	900	1000	1200	1450

由上表可以看出，儿童从出生到 6 岁，脑重量的变化非常快，说明儿童神经系统在形态功能以及心理发展的速度都相当迅速。许多研究表明，整个儿童期特别是 6 岁以前是智力

发展的重要时期。

2. 神经纤维的髓鞘化

神经纤维髓鞘化是有隔绝作用的脂肪鞘包裹神经纤维的过程。神经纤维的髓鞘化可以改善信息转导的效率，是传导功能成熟的一个显著标志。髓鞘化在6岁前速度最快，以后减慢，30岁左右全部完成。6岁以后以轴突和树突间的联系加强、神经环路的增加为主。不同的神经纤维髓鞘化速度不一致，所有主要感觉束髓鞘化在出生时已相当充分。听神经出生时几乎所有纤维均含有较多的髓鞘，整个听觉通路的髓鞘化在2岁时已完成；视神经以外的视觉通路神经髓鞘化在出生时已相当充分，而视神经仅在眼眶一段有少量髓鞘。运动神经纤维的髓鞘化在出生时才开始，但与吞咽、吸吮动作有关的脑神经纤维的髓鞘在出生前已经形成。大脑皮层神经纤维的髓鞘化则一直持续到成年。所以婴幼儿髓鞘化程度低，刺激引起的神经冲动传导慢，而且易于泛化，不易形成明显的兴奋灶。随着年龄增长，髓鞘逐渐形成，婴幼儿的动作就更加迅速、准确了。神经元数量与纤维的复杂程度与儿童智商呈正相关（图2-44）。

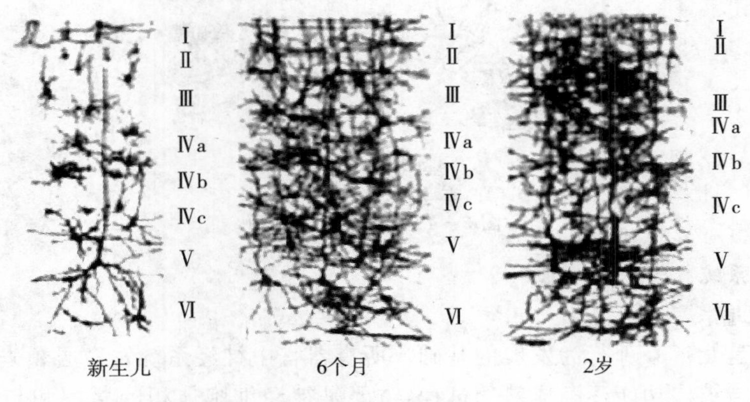

图2-44　神经网络

（五）儿童神经系统的保育

1. 睡眠要保证

充足的睡眠不仅能使神经系统、感觉器官和肌肉得到充分的休息，同时，睡眠对脑组织能量消耗减少，脑垂体分泌的生长素也在睡眠时增加，可以促进机体生长。保证儿童充足的睡眠时间和睡眠质量，为儿童创设良好的睡眠环境，养成良好的睡眠习惯。

2. 科学用脑

科学用脑不仅可以提高各项活动效率，更能保护和促进儿童脑的发育，开发儿童智慧的潜能。科学用脑的具体做法是：利用“优势原则”让儿童有兴趣的投入他所喜欢的活动；利用镶嵌式原则，恰当安排儿童各项活动的时间、内容和方式，使儿童轻松的活动；制定合理的生活制度让儿童养成有规律的生活习惯，形成动力定型。

3. 营养要充足

充足的营养是儿童脑迅速增长的需要，营养不充足会影响脑细胞的发育及髓鞘的形成。

合理搭配主副食，食物中要有优质蛋白质、磷脂和维生素无机盐。因为脑组织对血糖的变化十分敏感，能量来源单一，葡萄糖是中枢神经系统唯一的供能物质。

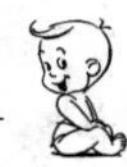

4. 保证室内空气新鲜

在神经系统中，脑的氧耗量最高。儿童脑的氧耗占全身氧耗的50%左右，而成人则为20%，儿童脑组织对缺氧十分敏感，对缺氧的耐受力也较差，所以，保证儿童生活环境空气清新，定期开窗通风对神经系统的正常发育和功能的维持非常重要。

课堂练习

填空题：

1. 神经系统由(　　)神经系统和(　　)神经系统两部分组成，其中中枢神经系统包括(　　)和(　　)。

2. 神经系统最基本的结构和功能单位是(　　)，包括细胞体和突起，它具有(　　)和(　　)的功能。

3. 脑是中枢神经系统的高级部位，包括(　　)、(　　)、(　　)和(　　)，其中(　　)是中枢神经系统的最高级部位，是人体的“司令部”，大脑由两个半球组成，中间通过(　　)连接，它的表面有许多的(　　)，增加大脑的表面积。

4. 神经活动的基本方式是(　　)，它可以分为(　　)和(　　)两种。

5. 完成反射活动的神经结构是(　　)，包括(　　)、(　　)、(　　)、(　　)和(　　)五个环节组成。

6. 脑细胞能以最经济的消耗，收到最大的工作效果，这是大脑皮质建立了(　　)。

7. 兴趣能促使儿童的(　　)的形成。

8. 使大脑皮质的神经细胞动静交替有劳有逸，维持高效率的是(　　)原则。

选择题：

1. 脑干的(　　)灰质中有调节生命活动的重要中枢，如果受损会立即引起心跳、呼吸、血压的严重障碍而危及生命，因此把它叫住“生命中枢”。

   A. 延髓　　B. 脑桥　　C. 中脑　　D. 丘脑

2. 在神经系统中，脑的耗氧量最高，儿童脑的耗氧量为全身的耗氧量的(　　)。

   A. 50%　　B. 30%　　C. 40%　　D. 20%

3. 有关研究表明，大脑活动所需要的能量只有(　　)提供，所以小儿膳食中应摄入足量。

   A. 糖类　　B. 蛋白质　　C. 脂肪　　D. 维生素

4. 为促进儿童神经系统的生长发育，3～6岁儿童夜晚睡眠时间应该为(　　)小时左右。

   A. 12　　B. 9　　C. 10　　D. 8

5. 让孩子干什么容易，叫他们不干什么却很困难，说明学前儿童高级神经活动(　　)

   A. 兴奋过程强于抑制过程　　B. 抑制过程强于兴奋过程

   C. 条件反射建立少　　D. 第一信号系统发育早于第二信号系统

6. 某个病人能听懂别人说话，也能读懂文章，但是丧失了说话能力，原因是他的(　　)

   A. 运动性语言中枢受到损伤　　B. 听觉性语言中枢受到损伤

   C. 视觉性语言中枢受到损伤　　D. 上述三个中枢都受到损伤

7. 随着儿童年龄增大，脑的重量也迅速增长，1 岁可达 900 克，6 岁为(　　)克左右，7 岁左右基本接近成人。

A. 1200 克　　B. 1000 克　　C. 1100 克　　D. 1300 克

8. 主要通过语言和逻辑来表达内心世界，负责理解文学语言及数学计算的是(　　)脑半球；主要通过情感和形象来表达内心世界，负责鉴赏绘画，欣赏音乐、自然风光等级的是(　　)脑半球。

A. 左，右　　B. 右，左　　C. 左，大　　D. 右，大

问答题：

1. 儿童神经系统的特点是什么？如何科学地进行其保健？
2. 如何运用大脑皮质的活动规律来安排儿童的学习生活？

八、感觉器官

感觉器官在协调机体活动和认识客观世界中，起着重要的作用。人们认识世界从感觉开始，感觉器官接受外界环境和身体内部的各种刺激，产生神经冲动，传入中枢神经系统，进行分析综合，产生感觉。

感受器可分为两大类：一类是感受体内各种变化的，称为内感受器，可以把身体的位置和姿势等传入中枢；另一类是外感受器，包括眼、耳、鼻、舌等，主要感受外界环境的变化。

(一)视觉器官——眼

眼是由眼球及附属部分组成。附属部分包括：眉、眼睑、睫毛、泪腺和动眼肌等。其中眉、眼睑、睫毛有保护眼球的作用；泪腺能分泌泪液，使眼球经常保持湿润；动眼肌可使眼球转动。眼球是眼的主要部分。

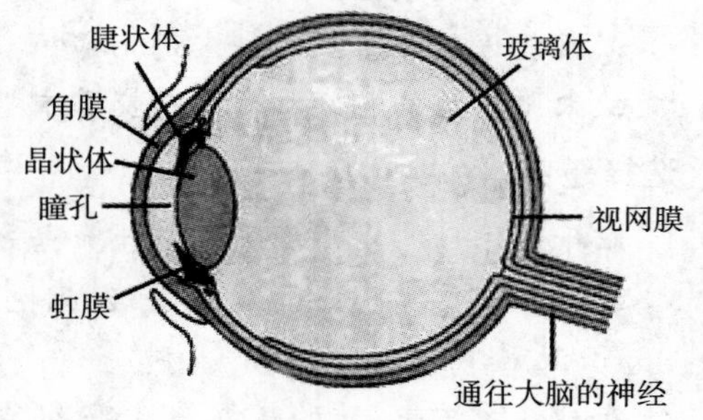

图 2-45　眼球的结构

1. 眼球的结构与功能

眼球近似球形(图 2-45)。正常成人眼球前后径为 24 毫米，婴儿眼球前后径为 16～17 毫米，3 岁达到 23 毫米，儿童有正常生理性远视。

(1)眼球壁

眼球壁自外向内依次为外膜、中膜和内膜。

外膜：致密坚韧的纤维结缔组织，具有维持眼球外形和容纳并保护眼内容物的作用。外膜分为角膜和巩膜。

角膜：占眼球纤维膜的前 1/6，无色透明，无毛细血管和毛细淋巴管分布，但有丰富的感觉神经末梢，感觉十分敏锐，致使眼不容一粒沙子。角膜约呈圆形，其曲度较巩膜的曲度大，所以角膜较向前突出。正常情况下，角膜是无色透亮的，允许光线通过，成为眼的屈光装置之一。在婴幼儿时期，如严重营养不良会导致角膜软化，使角膜由无色透亮变为乳白色不透明，影响光线通过，使视力下降，甚至可导致失明。由于角膜感觉敏锐，在受到刺激时会引起迅速眨眼的反应，称为角膜反射，属正常的生理反射。临床上经常检查这一反射检测病人神

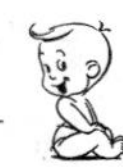

经系统的功能。

巩膜:占眼球纤维膜的后5/6,乳白色不透明,厚而致密、坚韧,对维持眼球外形、保护眼球起着重要作用。

中膜(血管膜、色素膜):位于纤维膜的内面,由于富含血管和色素而得名,对眼球有营养和保护作用。从前向后依次分为:虹膜、睫状体和脉络膜三部分。虹膜位于角膜后方,晶状体前方。中膜的最前部,呈冠状位圆环形的薄膜,虹膜中央圆形的孔称为瞳孔,是光线通过的主要通道。虹膜上,围绕在瞳孔周围呈环形分布的平滑肌称为瞳孔括约肌,而以瞳孔为中心呈辐射状分布的平滑肌称为瞳孔开大肌。在不同光强度刺激时,两者受神经系统的统一控制,收缩舒张,以调节瞳孔的大小。当受到强光刺激时,前者收缩使瞳孔缩小;在光线弱时,后者收缩使瞳孔放大,以调节进入眼球的光度,从而保护眼球内膜。由于人种不同,虹膜所含的色素不同,呈现出不同的颜色。

睫状体:中膜内最肥厚的部分。位于巩膜与角膜移行处的深面,前接虹膜根部,后续于脉络膜,前部厚而后部薄。在通过眼轴的切面上,睫状体的断面呈三角形,其前1/3较肥厚,内表面有向前内侧突出的皱襞,称为睫状突,借睫状小带与晶状体囊相连;后2/3较平坦,称为睫状环。睫状体内有丰富的平滑肌,可调节晶状体的曲度,以视不同距离的物体。此外,睫状体还有产生房水的功能。

脉络膜:占中膜的后2/3,前接睫状体,后方有视神经穿过,外与巩膜结合,内面紧贴视网膜的色素上皮层。脉络膜富含血管,对眼球壁有营养作用;富含色素细胞,可吸收眼内散射的光线,维持眼内暗室的效应,有利于视网膜成像。

内膜(视网膜):位于中膜的内面,是眼球的感觉膜。视网膜分内、外两层,外层紧贴于中膜内面,为色素上皮层,由单层色素上皮细胞构成;内层为神经细胞层,是视网膜的固有结构,两层之间有一潜在性间隙,是两者易于分离的解剖学基础。临床上把色素上皮层与神经细胞层的分离称为视网膜剥脱症,严重者可导致失明。

视网膜上有无数感光的神经细胞,能接受光的刺激,并形成物像。视锥细胞是强光和色光的感受器,病变时会导致色盲;视杆细胞是弱光感受器,病变时会导致夜盲。视细胞能把不同光波的刺激转变为神经冲动传给双极细胞、节细胞。节细胞的轴突向眼球的后内侧汇聚,穿过脉络膜组成视神经。来自眼球不同方位的节细胞轴突,在穿过脉络膜前形成圆盘状、白色的隆起称为视神经盘,因此处无视细胞,不能感光,又称为生理盲点。在视神经盘颞侧偏下方约3.5毫米处有一黄色区域称为黄斑,黄斑中央的凹陷称为中央凹,此处视细胞最集中,是感光辨色最敏锐之处,即在此处成像时,图像最清晰。由于物种的差异,中央凹处视细胞的配布有别,致使不同动物对强、弱光及光的颜色感觉不同。

(2)眼球的内容物

其包括房水、晶状体和玻璃体三部分。

晶状体无色透明,呈双凸透镜状,富含弹性,无血管、淋巴管和神经分布。在晶状体外面有一层极具弹性的被膜,称为晶状体囊。晶状体借其晶状体囊与睫状小带、睫状体相连,通过睫状肌的收缩舒张以调节晶状体的曲度。当睫状肌收缩时,睫状突向前内汇聚,睫状小带松弛,晶状体借本身弹性变厚,使近处的物体清晰地成像在视网膜上;当睫状肌舒张时,睫状突向后外侧移动,睫状小带紧张,晶状体变薄,使远处的物体清晰地成像在视网膜上。当成像在视网膜之前时,称为近视;相反,则称为远视。随着年龄的增长,晶状体的弹性会不断下降。晶状体若因疾病或理化损害变浑浊则称为白内障。长时间近距离用眼，容易造成视疲劳，视力下降，所以视物时，要注意远、近结合，使睫状肌得以充分休息，以保证眼能正常工作。

房水是由睫状体产生的无色透明的液体，充满眼房内，可营养角膜和晶状体，并对维持眼压起主要作用。在正常情况下，房水的产生与回流保持动态平衡，一旦该平衡被破坏，则会造成眼压的改变。当房水产生增多或回流受阻，如虹膜后粘连、瞳孔闭锁、虹膜角膜角隙变窄或粘连，导致眼压升高，视力下降，临床上称之为继发性青光眼。

玻璃体为无色透明的胶状物质，充满于晶状体、睫状小带与视网膜之间，有屈光作用，也对视网膜有支撑作用。

角膜、房水、晶状体和玻璃体共同构成眼的屈光装置，无色、透明，允许光线通过，任何一部分的病变，均会影响视力，形成屈光不正，如近视或远视。

2. 儿童眼的特点

(1)5 岁以前可能有生理性远视

儿童眼球的前后距离较短，物体往往成像于视网膜的后面，称为生理性远视。随着眼球的发育，眼球前后距离变长，一般到 5 岁左右，就可成为正视(正常视力)。

(2)晶状体有较好的弹性

儿童晶状体的弹性好，调节范围广，即使是近在眼前的物体，也能因晶状体的凸度加大，成像在视网膜上。长此以往，就会使睫状肌疲劳，形成近视眼。

(3)玻璃体透明度大，视力比较敏锐

3. 儿童眼的卫生保健

(1)注意科学采光。儿童在画画、写字或看书时，应该有充足的光线。不要在日光直射下或过暗的地方，光线过强或过暗都能使眼睛很快疲劳，并影响视力。光线应从左侧射来，以免出现暗影遮光。儿童读物字体宜大，字迹图案应清晰。

(2)写字、绘画、看书、看电视等都要保持正确的姿势。坐姿要端正，背直、头正。眼与书的距离保持 1 尺为宜，正确的姿势与适当高度的桌椅有关，所以要按标准制作。儿童用眼看书与体力活动要交替进行，使眼睛得到休息。看电视的时间也要科学安排，教育儿童不要在走路、躺卧、乘车等时间看书、画，以免增加眼球的紧张度，儿童座位要隔一段时间进行调换，以防斜视。

(3)注意眼的安全与卫生。教育儿童不要玩有可能伤害眼睛的危险物品，如竹签、弹弓、小刀、剪刀等。不放鞭炮，不撒沙子，不用手揉眼，不用别人的毛巾和手绢，盥洗用品要保持清洁，保教人员要定期将这些物品消毒。

(4)组织儿童经常开展各种户外活动，积极锻炼身体；注意供给充足的营养，如维生素 A、胡萝卜素、钙等营养素。

(5)对视力差的儿童，应及时查明原因，及时治疗。这个时期是视觉器官发育的关键时期和可塑阶段，年龄越小，治疗的效果越好。

斜视：由于外眼肌不平衡而引起一只眼不能同另一只眼取得双眼视觉的状况称为斜视。

由于两只眼位置不对称，看东西时就不能同时注视一个物体，而出现双影，发现孩子眼位不正要早治。斜视影响双眼视觉功能，严重者没有良好的立体视力。立体视力是只有人类和高等动物才具有的高级视觉功能，是人们从事精细工作的先决条件之一。大部分斜视

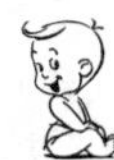

患者都同时患有弱视。由于斜视患者长期一只眼注视，另一只眼将造成废用性视力下降或停止发育，日后即便戴合适的眼镜，视力也不能达到正常。

在儿童时期患上斜视还会影响全身骨骼的发育，如先天性麻痹斜视的代偿头位，使颈部肌肉挛缩和脊柱发生病理性弯曲，及面部发育不对称。

近视：由于眼球的前后径过长或因晶状体的曲度过大，远处物体发射的光线通过晶状体折射后，形成的物象落在视网膜的前方，因而看不清远处的物体。近视眼可以佩戴合适的凹透镜加以矫正。

由于视物距离过近，睫状肌紧张收缩，晶状体调节曲度增加而发生近视，如果通过一段时间的调试可以恢复正常，则称为假性近视，否则就成为真性近视了。

远视：由于眼球的前后径过短或晶状体的弹性小，近处物体反射来的光线通过晶状体折射后，形成的物象落在视网膜的后方，因而看不清近处的物体，远视眼可以佩戴适度的凸透镜来矫正。

散光：眼球表面，特别是角膜面各子午线的屈光力不同，进入眼球的光不能在视网膜上形成焦点。散光的治疗可以通过光学矫正或手术矫正。

(二)听觉器官——耳

1. 耳的结构与功能

人耳主要分为三个部分：外耳、中耳、内耳，外耳主要是声波的传导装置，内耳是位听觉器官的主要部分(图 2-46)。

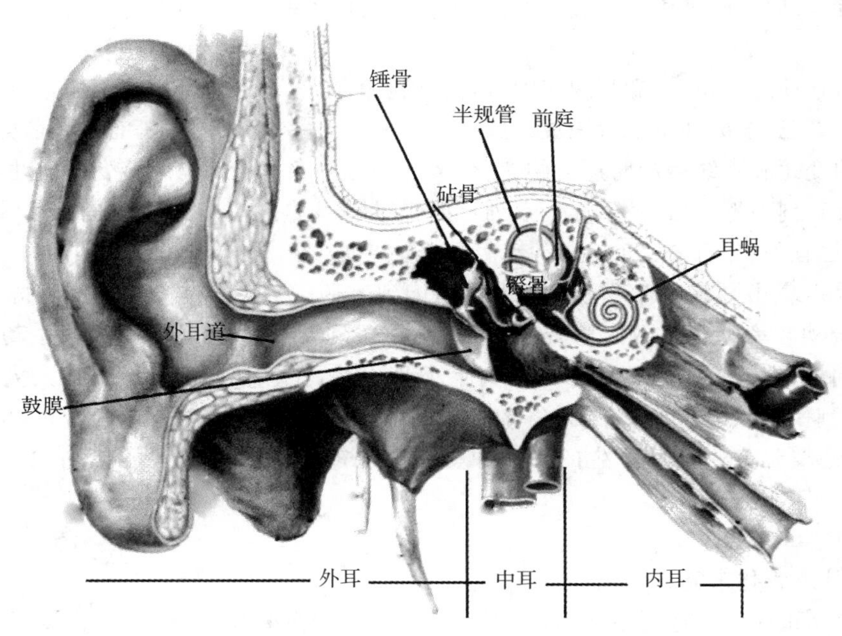

图 2-46　耳的结构

(1)外耳

外耳包括耳郭和外耳道，耳郭是由软骨做支架，外层是皮肤，有丰富的血管和神经，有收集外来声波的作用。外耳道由外 1/3 的软骨组织和内 2/3 的骨质构成。约长 3cm，软骨部位的皮肤上有耳毛、皮脂腺和耵聍腺，具有保护外耳道皮肤，黏附灰尘、小虫等异物的作用。外耳道是外界声波传入中耳的通道。

(2)中耳

中耳由鼓膜、鼓室和3块听小骨组成。

鼓膜为半透明的薄膜，呈浅漏斗状，凹面向外，边缘固定在骨上。外耳道与中耳以它为界。经过外耳道传来的声波，能引起鼓膜的振动。

鼓室位于鼓膜和内耳之间，是一个含有气体的小腔，是中耳的主要组成部分，内有三块听小骨：锤骨、砧骨和镫骨，镫骨的底板附着在内耳的卵圆窗上。三块听小骨之间由韧带和关节衔接，组成为听骨链。鼓膜的振动可以通过听骨链传到卵圆窗，引起内耳里淋巴的振动。

鼓室的顶部有一层薄的骨板把鼓室和颅腔隔开。某些类型的中耳炎能腐蚀、破坏这层薄骨板，侵入脑内，引起脑脓肿、脑膜炎。所以患了中耳炎要及时治疗，不能大意。鼓室有一条小管——咽鼓管从鼓室前下方通到鼻咽部。它是一条细长、扁平的管道，靠近鼻咽部的开口，平时闭合着，只有在吞咽、打呵欠时才开放。咽鼓管的主要作用是使鼓室内的空气与外界空气相通，因而使鼓膜内、外的气压维持平衡，这样，鼓膜才能很好振动。鼓室内气压高，鼓膜将向外凸；鼓室内气压低，鼓膜将向内凹陷，这两种情况都会影响鼓膜的正常振动，影响声波的传导。人们乘坐飞机，当飞机上升或下降时，气压急剧降低或升高，因咽鼓管口未开，鼓室内气压相对增高或降低，就会使鼓膜外凸或内陷，因而使人感到耳痛或耳闷。此时，如果主动做吞咽动作，咽鼓管口开放，就可以平衡鼓膜内外的气压，使上述症状得到缓解。

(3)内耳

内耳包括前庭、半规管和耳蜗三部分，由结构复杂的弯曲管道组成，所以又叫迷路。迷路里充满了淋巴，前庭和半规管是位觉感受器的所在处，与身体的平衡有关。前庭可以感受头部位置的变化和直线运动时速度的变化，半规管可以感受头部的旋转变速运动，这些感受到的刺激反映到中枢以后，就引起一系列反射来维持身体的平衡。耳蜗是听觉感受器的所在处，与听觉有关。

当外界声音由耳郭收集以后，从外耳道传到鼓膜，引起鼓膜振动。鼓膜振动的频率和声波的振动频率完全一致。声音越响，鼓膜的振动幅度也越大。鼓膜的振动再引起三块听小骨同样频率的振动。振动传导到听小骨以后，由于听骨链的作用，大大加强了振动力量，起到了扩音的作用。听骨链的振动引起耳蜗内淋巴的振动，刺激内耳的听觉感受器，听觉感受器兴奋后所产生的神经冲动沿位听神经中的耳蜗神经传到大脑皮层的听觉中枢，产生听觉。

2. 儿童耳的特点

(1)外耳道骨化未完成

儿童的耳正在发育过程中，5岁前，外耳道壁还未完全骨化，因此一旦感染，容易扩散到附近的组织与器官，直到10岁，外耳道壁才骨化完成，12岁听觉器官才发育完善，儿童外耳道皮下组织少，感觉神经末梢丰富，皮肤与骨膜相贴紧密，外耳道炎性肿胀会引起剧烈疼痛。

(2)咽鼓管短、粗，位置平直

儿童的咽鼓管比较短，管腔粗，位置平直，鼻咽部的细菌易经咽鼓管进入中耳，引起急性化脓性中耳炎。

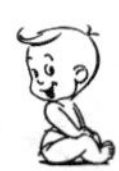

(3)耳蜗的感受性较强

儿童的耳蜗感受能力较成人强，所以儿童听觉较成人敏锐。

3. 儿童耳的卫生保健

(1)注意保持鼻腔和咽腔的清洁卫生，预防感冒，防止中耳炎的发生。如感冒时不要用力擤鼻涕，要保持耳道的清洁，避免病菌侵入耳道引起炎症。

(2)禁止用锐利的工具挖取耳垢，以免损伤外耳道和鼓膜。正常情况下，耳道聚集的耳垢，会随着运动、侧身睡、打喷嚏等动作自动掉出来，倘若发生耳塞，可请医生取出。

(3)成人与儿童说话的声音、听录音的声音等都要适当，不要大喊大叫，更要防止噪音。如听到震耳的声音要捂耳、张口，预防强音震破耳膜，影响听力。同时，要教育儿童平时用轻声说话，用自然声音唱歌。运用科学的方法，帮助儿童发展听力。

(4)预防儿童患聋哑症，应提倡优生，开展孕期和围产期保健；严格限制使用耳毒性药物（如链霉素、卡那霉素、庆大霉素），这些药物会损害内耳的耳蜗，可致感音性耳聋；积极预防各种传染病，防治中耳炎；根据条件进行听力检查，如发现问题，要及时治疗。

(三)皮肤

1. 皮肤的结构和功能

(1)皮肤结构

皮肤由表皮、真皮和皮下组织构成，并含有附属器官（汗腺、皮脂腺、指甲、趾甲）以及血管、淋巴管、神经和肌肉等(图 2-47)。

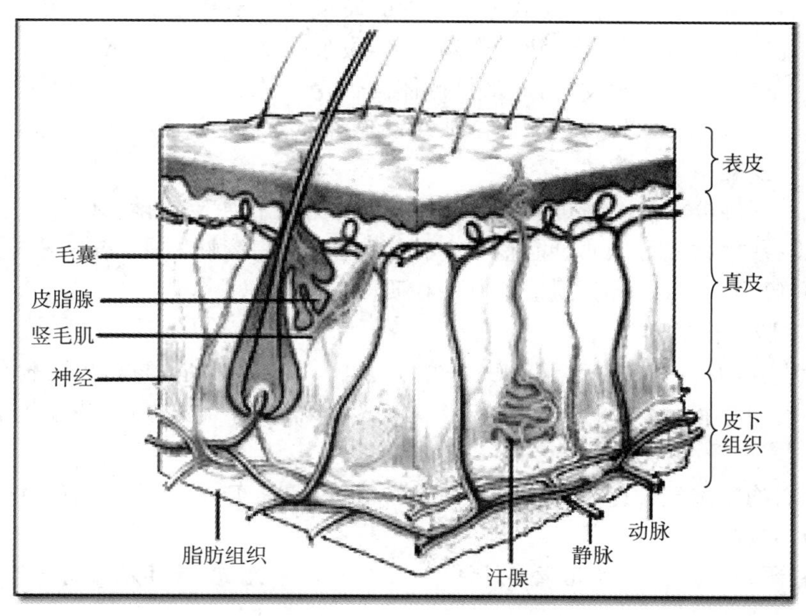

图 2-47　皮肤结构

表皮是皮肤的最表层，表皮的最外层是角质层，表皮细胞不断地衰老角化和脱落，形成皮屑。表皮的内层为生发层，此层细胞不断分裂，逐渐向上推移、角化、变形，形成表皮其他各层，最后角化脱落。生发层细胞分裂后至脱落的时间，一般认为是 28 日，称为更替时间，生发层中含有黑色素细胞，能产生黑色素，黑色素含量的多少，决定着皮肤颜色的深浅，经常受日光照射的皮肤，黑色素易增加。

真皮位于表皮深层，真皮比表皮厚，主要有结缔组织构成，含有大量弹性纤维和胶原纤维，使皮肤有一定的弹性和韧性，真皮内含有丰富的血管和感觉神经末梢。

皮下组织又称为“皮下脂肪组织”。皮下脂肪组织是一层比较疏松的组织，它是一个天然的缓冲垫，能缓冲外来压力，同时它还是热的绝缘体，能够储存能量。除脂肪外，皮下脂肪组织也含有丰富的血管、淋巴管、神经、汗腺和毛囊。皮下脂肪含量会随着个人年龄、性别以及健康状况所更改，一般来说女性之皮下脂肪较男性为多。

皮肤的附属物有以下几种。

汗腺：位于真皮深部，可分泌汗液，调节体温。

皮脂腺：皮脂腺可以分泌皮脂，润滑皮肤和毛发，防止皮肤干燥。

毛发：人体除了手掌和脚底之外，一般都有毛发，具有保护作用。

血管、淋巴管、神经和肌肉：表皮无血管。动脉进入皮下组织后分支，上行至皮下组织与真皮交界处形成深部血管网，给毛乳头、汗腺、神经和肌肉供给营养。

(2)皮肤的功能

感觉功能：广泛分布着各种感觉神经末梢，可分别感受各种触、压、痛、冷、温觉等。

保护功能：皮肤覆盖于人体表面，柔韧而富有弹性，保护体内组织免受外界侵害。儿童表皮层发育较差，保护机能不充足，易发生裂痕和擦伤。同时皮肤中的色素可吸收阳光中的紫外线，可避免紫外线穿过皮肤而损伤内部组织。

调节功能：可调节体温，通过皮肤毛细血管的缩张以及汗腺的分泌来调节对外界气温的适应，体温过高时，皮下血管扩张，汗腺分泌增多，可使体热散发；外界寒冷时，血管收缩，汗腺分泌减少，可减少体热的散发，由此来保持体温恒定。儿童皮肤表面积相对成人大，由皮肤散发的热量也相对成人多，再加上儿童神经系统对体温的调节作用还不稳定，在外界温度变化的影响下，易受冷或受热。

排泄功能：汗腺分泌的汗液可将水分、无机盐、尿素等代谢废物排出体外。

吸收作用：一些物质可以通过完整的皮肤被吸收，如脂溶性物质、乙醇等。儿童角质层薄、血管多，吸收力和渗透力高，易吸收有害物质。

2. 儿童皮肤的保健

(1)保持皮肤的清洁，常洗手、洗澡、洗头，勤换内衣、勤剪指甲，防止皮肤病和其他疾病。

(2)尽量不用化妆品，禁止玩盛过有毒物品的容器；往皮肤擦药时注意药物的浓度和剂量。

(3)儿童衣物用透气性好、柔软、吸收性强、不掉色的棉布料，衣物宜浅色，依气候和活动情况及时增减衣服。

(4)提高冷热适应力，增加儿童户外活动，充分利用日光、空气和水进行锻炼。

课堂练习

填空题：

1. 人体感觉器官主要包括(　　)、(　　)、(　　)、(　　)、(　　)等。

2. 眼球是由(　　)和(　　)组成，(　　)是眼球壁的最内层，是视觉器官最重要的部分；视网膜后部中心称为(　　)，是视觉最敏感的地方。

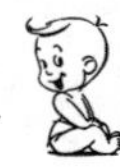

3. 眼的内容物中的(　　)和(　　)、(　　)与角膜共同构成眼的折光系统。

4. 耳由(　　)、(　　)、(　　)三部分组成,外耳包括(　　)和(　　),耳郭有(　　)的作用,(　　)是鼓室通向鼻咽部的一条宽短平直的小管。

5. 儿童耳正在发育过程中,直到(　　)岁外耳道壁才骨化完成,(　　)岁听觉器官才发育完全,因此应特别注意保护。

6. 人的皮肤分为(　　)、(　　)和(　　),还有(　　)、(　　)、(　　)等附属物,其中具有丰富血管和神经的是(　　)层　,黑色素位于(　　)中。

7. 近视眼可以配戴适度的(　　)加以纠正;远视眼可以佩戴适度的(　　)纠正。

8. 屈光不正包括(　　)、(　　)、(　　)和(　　)。

选择题:

1. 视杆细胞中的视紫红质的合成与(　　)有关,如果缺乏就会导致"夜盲症"。

A. 维生素 A　　B. 维生素 B　　C. 维生素 C　　D. 维生素 D

2. 儿童眼球前后径较短,物体成像于视网膜后方称(　　)

A. 生理性远视　　B. 生理性近视　　C. 正常视力　　D. 弱视

3. 当两眼向前视时,两眼的黑眼珠位置不匀称,即称为(　　)

A. 斜视　　B. 弱视　　C. 近视　　D. 斜视性弱视

4. "色盲"产生的原因是(　　)。

A. 视杆细胞不能接受色光的刺激　　B. 视锥细胞不能接受色光刺激

C. 晶状体变混浊　　D. 房水过多,眼压升高

5. 对角膜的描述,错误的是(　　)。

A. 富有血管　　B. 富有感觉神经末梢

C. 无色透明　　D. 占纤维膜的前 1/6

6. 具有感受强光和辨色能力的是(　　)。

A. 视锥细胞　　B. 视杆细胞　　C. 双极细胞　　D. 节细胞

7. 看近物时,使晶状体变厚的主要原因是(　　)。

A. 睫状小带紧张　　B. 睫状肌收缩　　C. 晶状体具有弹性　　D. 瞳孔括约肌收缩

8. 小儿咽鼓管的特点是(　　)。

A. 较细长　　B. 较细短　　C. 较粗长　　D. 较粗短

问答题:

1. 简述听觉的形成。

2. 如何保护儿童的眼睛?

3. 怎样保护儿童的耳朵?

4. 皮肤的生理功能是什么?

第三章 体格生长发育

儿童与成人的最大区别是儿童处于不断地生长发育过程中，生长发育是指从受精卵到成人的整个成熟过程，是儿童生命过程中最基本的特征。生长是细胞的增殖分化而使各器官、系统以及身体的长大，可用数量表示。发育是细胞、组织、器官分化与功能的成熟，是机体质的变化，不能用数量指标来测量。生长与发育密不可分，生长过程伴有发育成熟，两者共同表示机体的动态变化。

儿童生长发育包括身体发育和心理发育两个方面，广义的身体发育包括形态、生理和运动能力等多个方面。体格发育是指外部形态发育，可用人体测量指标来反映。

第一节 体格生长发育规律及影响因素

体格生长受很多因素的影响，每个儿童生长模式不尽相同，但遵循共同的规律。

一、生长发育的总规律

(一)生长发育的一般规律

1. 头尾规律

在青春发育期之前，儿童头部生长快于躯干和四肢。2 个月的胎儿头长为身长的 1/2，出生时为身长的 1/4，而成人头长为身长的 1/8，婴儿至成人身体各部分比例如图 3－1 所示。这种发育规律称之为头尾发展规律。

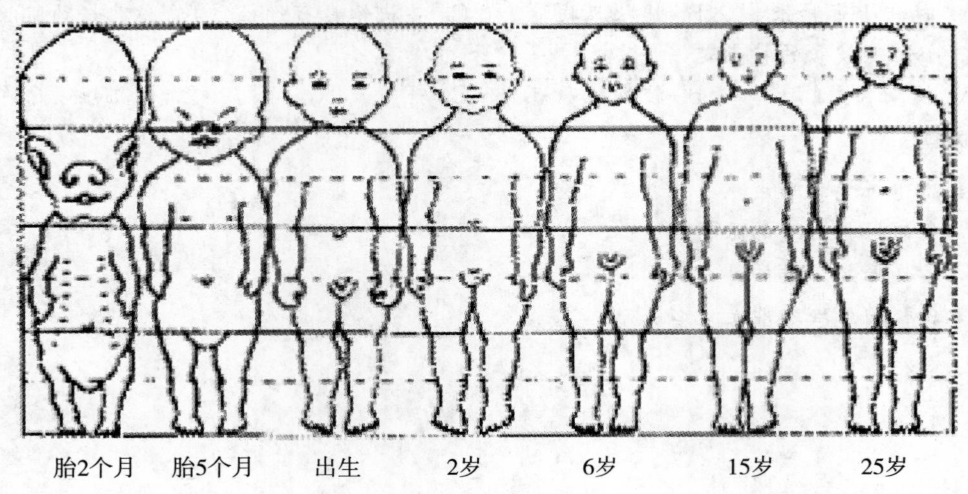

图 3－1 身长比例图

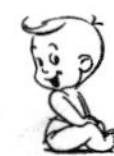

2. 近侧发展规律

在婴儿期，儿童体格发育表现形式之一为躯干的生长先于四肢，四肢的近端生长先于远端，称之为近侧发展规律。

3. 向心律

在青春期，青少年身高发育遵循由足至小腿、大腿再到躯干的发育规律。

（二）生长发育的阶段性和连续性

生长发育是一个从量变到质变的长期连续过程，儿童的生长发育时刻在进行着，但是在不同时期（年龄阶段）各器官组织生长快慢不同。脑细胞的发育主要是在6岁以前，特别是3岁以前，但这并不是说我们的脑细胞在6岁以后就不发育了，6岁后甚至一生我们的脑细胞都在不断地发育成熟，只是其发育的速度减慢。出生后体重和身高有两个突增时期即婴儿期和青春期，也并不是说在其他时期，我们的身高体重就不再增加。

（三）各器官系统发育的不平衡性

各个器官系统的发育不是以同一速度和同一情况进行的，神经系统发育最早，生殖系统发育最晚，在青春发育期以前，生殖系统一直处于幼稚期，到了青春发育期我们的生殖系统开始加速发展，在短短的10年左右，生殖系统便发育成熟（图3-2）。淋巴系统到12岁左右发育到人一生的最高峰，随后逐渐下降。

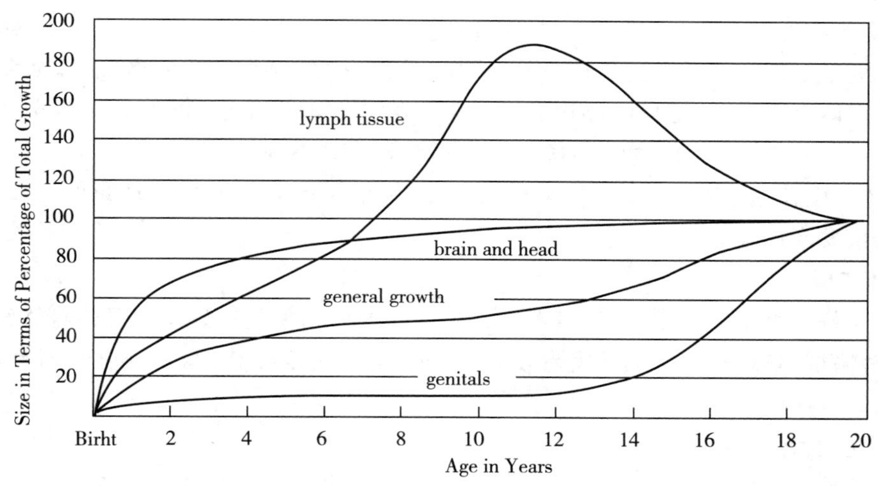

图3-2　各系统发育不平衡性

（四）生长发育速度的不均衡性

在整个生长期内，个体的生长速度是不均衡的，有的时期快，有的时期慢。因此生长发育速度呈曲线波浪式。从胎儿到成人，我们的全身大多数器官有两次生长突增的高峰，第一次在胎儿期，第二次在青春初期。

（五）个体的差异性

生长发育程序遵循总体规律发展，但个体的生长发育状况受遗传与环境的影响而存在个体差异。如同性别、同年龄的儿童群体中，每个儿童的生长水平、生长速度等都不完全相同，即使是同卵双生儿之间也存在差别。因此，连续观察对于全面了解儿童的生长状况非常重要，应避免将“正常值”作为评价的依据，或单纯将一个儿童跟其他儿童比较。评价时必须考虑个体的不同影响因素，才能做出正确的判断。

二、生长发育影响因素

体格生长受到遗传的调控及环境的影响。

（一）遗传因素

遗传是影响体格生长的重要原因，决定儿童正常生长发育的特征、潜力及趋向。如皮肤头发的颜色、面型特征、身材高矮、体型、性成熟的早晚等主要受遗传的影响。性别是影响体格生长的因素之一，如除青春前期外，女童的平均身高、体重均较同龄男孩低；女童进入青春期的年龄较男童约早两年。遗传性疾病，如代谢缺陷病、染色体畸变等因素可直接影响儿童生长过程。

（二）环境因素

1. 营养

营养素是儿童体格生长的物质基础。儿童处于迅速成长阶段，需不断从外界摄取各种营养素以满足生长需要。宫内或产后早期营养不良不仅影响体格生长发育，同时也可影响主要器官发育，如脑发育不良、宫内营养不良将导致儿童成年后发生胰岛素抵抗、糖尿病、动脉粥样硬化、高血压、代谢综合征的概率将增加。

2. 疾病

任何引起生理功能紊乱的急性、慢性疾病均可直接影响儿童的体格生长，如急性腹泻、肺炎致儿童体重下降；某些内分泌疾病可严重影响儿童的体格生长，如生长激素缺乏症、甲状腺功能减低症等；遗传代谢性疾病，如黏多糖病、苯丙酮尿症等，使儿童不仅行为发育异常，同时体格生长迟缓；遗传性骨骼疾病，如软骨发育不全致儿童矮小；严重的心、肝、肾脏疾病儿童生长发育迟缓等。

3. 母亲情况

胎儿生长与母亲的生活环境、营养、疾病、情绪等密切相关。妊娠期母亲身体健康、营养丰富、心情愉快、环境舒适的胎儿发育良好。若母亲妊娠期吸烟、酗酒、感染、药物可致胎儿畸形或先天性疾病。

4. 家庭环境

健康的生活习惯、科学的护理、正确的教养和体育锻炼等，是保证儿童生长发育达到最佳状态的重要因素。和睦的家庭气氛、父母稳定的婚姻关系也对儿童生长发育起着不容忽视的作用。

5. 自然环境和社会环境

良好的生态环境，如充足的阳光、新鲜的空气、清洁的水源、植被丰富等自然环境有益于儿童健康生长。社会环境与国家或地区经济发展水平有关，包括医疗保健服务、教育等。一般经济发达地区的儿童生长水平明显优于经济落后地区。完善的医疗保健服务、良好的教育体制等对于促进儿童的生长发育有积极的作用。

遗传影响儿童体格生长，但遗传潜力的发挥主要取决于环境条件，即儿童生长水平是遗传与环境共同作用的结果。遗传决定生长发育的可能性，环境决定生长发育的现实性。

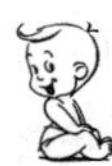

第二节　体格生长发育的测量

一、体格测量指标

体格发育有很多测量指标，大体归为三类：包括纵向测量指标、横向测量指标和重量测量指标。

（一）纵向测量指标

纵向测量指标包括身高（3 岁以后）、身长（3 岁以前）、坐高（3 岁以后）、顶臀长（3 岁以前）、上肢长、下肢长、手长、足长等。

纵向测量指标主要与骨骼系统的生长有关。在全身各个系统中，骨骼是最稳定的系统之一，受遗传因素控制作用较强，外界生活条件的影响需要有一个长期的过程才能够得到体现。所以纵向测量指标主要用来反映长期营养、疾病和其他不良环境因素的影响过程。

（二）横向测量指标

其包括围度测量指标和径长测量指标。

常用的围度测量指标：头围、胸围、腹围、上臂围、大腿围和小腿围等。

常用的径长测量指标：肩围、骨盆围、胸廓前后径和左右径、头前后径和左右径等。

（三）重量测量指标

目前在儿童保健工作中可应用的重量测量指标为体重。

对体格测量指标的选择还需依据年龄和研究目的。婴幼儿时期为了筛查小头畸形和脑积水等常需测量小儿的头围；观察婴幼儿的头围和胸围的交叉年龄，需测量胸围。监测儿童生长发育情况需测量身高和体重。

二、体格指标的测量

（一）身长

3 岁以内的婴幼儿，由于不能站立或站立时不能保持足跟、骶骨和胸椎与身高计保持接触（以使婴幼儿维持身体直立位），需卧位测量头顶点至足底距离，称之为身长。

测量婴幼儿身长用标准的量床，测量时需要两人，婴幼儿脱鞋、袜、帽，仰卧与量床底板中线，助手将儿童扶正，头顶抵量床头板；测量者位于儿童右侧，左手握住儿童双膝，双腿伸直，右手移动足板使其接触两足跟。以厘米为记录单位，精确到小数点后 1 位。注意量床两侧读数一致，误差不超过 0.1 厘米（图 3－3）。

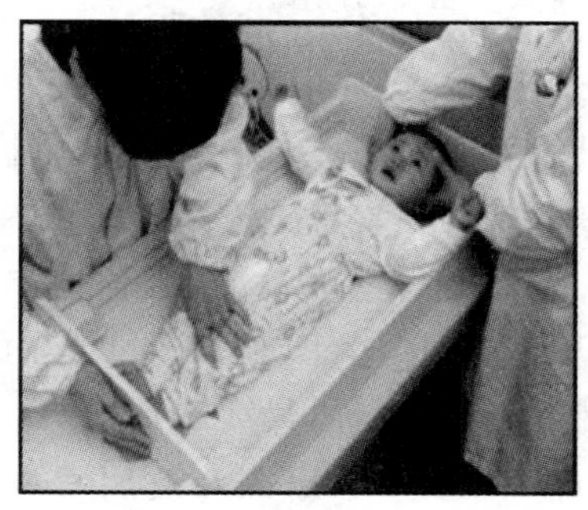
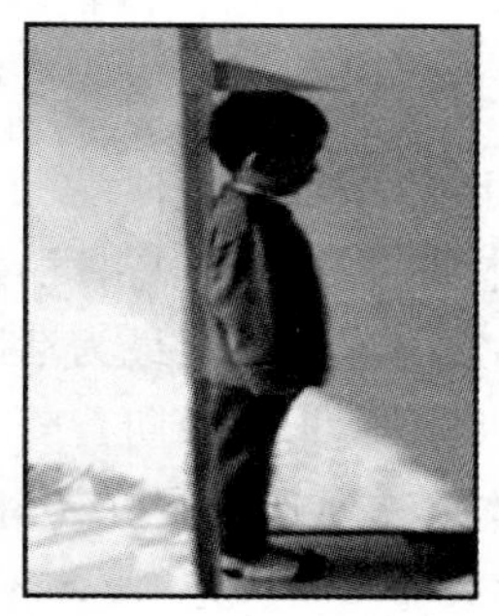

图 3－3　身高、身长的测量

(二)身高

身高常用身高坐高计测量。儿童取立位姿势,两眼平视,胸廓稍挺起,腹部微收,两臂自然下垂,手指并拢,足跟靠拢,足尖分开约 60 度。足跟、臀部和两肩胛间三个部位同时靠身高坐高计立柱。移动滑测板,使之轻抵颅顶点,测量者平视,记录身高,以厘米为单位,精确到小数点后 1 位,如某 4 岁 3 个月的男童身高为 104.5 厘米。两次测量误差不超过 0.1 厘米,可用标准直钢尺校正立柱的刻度。

(三)坐高与顶臀长

坐高指儿童处于座位时的头顶点至坐骨结节的高度。3 岁以下儿童测量头顶点至臀部高度,称之为顶臀长(图 3-4)。身长或身高减去顶臀长或坐高即下肢长度。

顶臀长用量床测量,需有 1 人协助,协助者固定儿童头部于正中位,测量者左手提儿童下肢,膝关节屈曲,大腿垂直。测量者右手将底板紧贴儿童骶骨,读取读数,用厘米位单位记录,精确到小数点后 1 位。

儿童身高(身长)、坐高(顶臀长)等纵向指标的生长称之为线性生长。生命早期身高的增长规律与体重基本相似,儿童身高随年龄的增长逐渐减缓,正常足月新生儿出生时身长约 50 厘米,前半年平均每月增长 2.5 厘米,后半年平均每月增长 1.5 厘米。一般 1 岁时达 75 厘米,2 岁时达 87 厘米,2 岁后到 12 岁前(青春期前)平均每年增加 6～7 厘米,青春期身高加速增长。故 2～12 岁儿童平均身高可按以下公式粗略推算:

2～12 岁身高估计公式:身高厘米=年龄×7+75

除非测量错误,短期的疾病或营养问题不影响身高的增长,长期的严重的营养问题,可影响婴幼儿身高增长,儿童身高主要受种族、遗传、内分泌等因素影响。身长的增长较体重稳定,以身长评价儿童体格发育更为可靠。

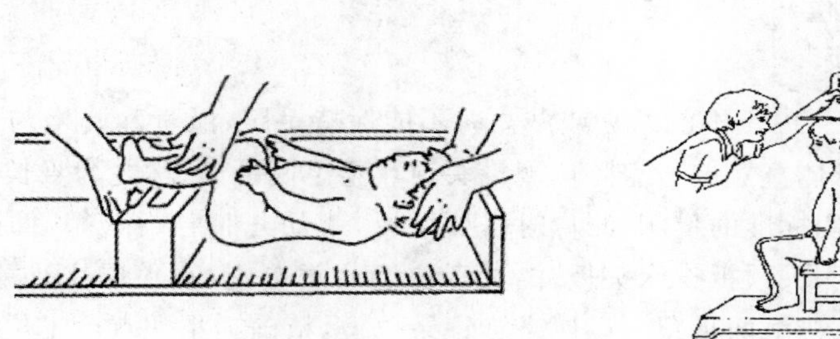

图 3-4　顶臀长和坐高的测量

(四)体重

体重反映了身体各部分、各种组织重量的总和,其中骨骼、肌肉、内脏、体脂和水分占主要成分。在构成体重的各成分中,骨骼发育受遗传因素影响大,发育趋于稳定;儿童肌肉、内脏变化居中,而水分和体脂变化最为活跃。故体重容易波动,与其他体格生长指标相比,体重是最易获得的,是反映儿童近期营养状况的重要指标(图 3-5)。

新生儿测量体重需要运用婴儿磅秤或特制的杠杆称,最大载重量 10 千克;1 个月～7 岁儿童用磅秤,最大载重 50 千克,误差不超过 50 克;7 岁以上儿童用磅秤,最大载重 100 千克,误差不超过 100 克。被测儿童应脱去外衣、鞋帽,去除内衣重量,也可由大人抱着婴儿称

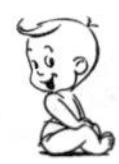

量，然后减去成人体重和婴儿所穿衣服重量。

出生体重与胎龄、性别及母亲孕期营养状况有关，一般早产儿较足月儿轻，男童出生体重大于女童。10个妊娠月体重达3千克，其中70%以上是在妊娠后3个月完成。我国2005年9个市城区调查结果显示：平均男婴出生体重为3.3±0.4千克，女婴为3.2±0.4千克，与世界卫生组织的参考值一致。由于哺乳量的不足、不显性失水、排尿及排出胎便，出生后3～4日内有生理性体重下降，约下降原有体重的3%～9%，至7～10日体重逐渐恢复至出生时的体重。

儿童体重的粗略估计公式：

出生后1～6个月的体重(千克)＝出生时体重＋月龄×0.7

7～12个月体重(千克)＝6＋月龄×0.25

满1岁至10岁，每年体重增加约2千克，即

1～10岁体重(千克)＝8＋年龄×2

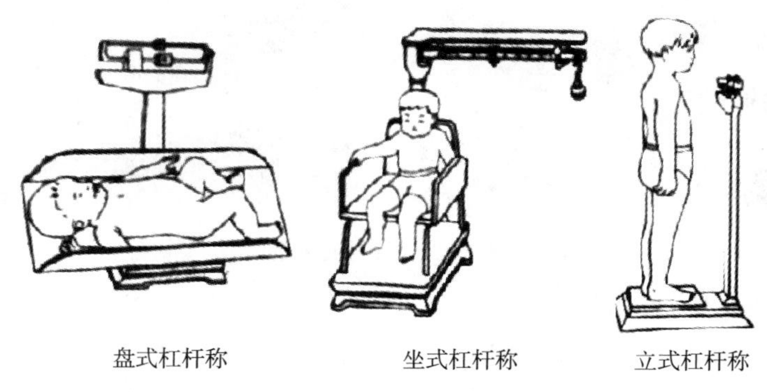

图3－5 体重测量

(五)头围

头围稳定，变异系数最小。头围即头的最大围径(从眉弓至枕骨结节)，反映脑和颅骨的发育。胎儿期神经系统领先发育，故新生儿出生时头围较大，平均为34～35厘米。与体重、身长(高)增长规律相似，随着月龄增长，胸围超过头围。头围与胸围交叉所在的月龄大小成为评价婴儿营养状况的方法之一。

头围与颅内容物和颅骨发育有关。前囟由额骨、顶骨的骨缝构成，出生时斜径约2.5厘米，在出生后12～18个月闭合。后囟由顶骨与枕骨缝构成，呈三角形，在出生时或出生后2～3个月闭合。佝偻病、脑积水、地方性甲状腺功能低下等可致囟门闭合延迟；颅内压增高可致前囟饱满；严重脱水或营养不良，可致囟门凹陷。

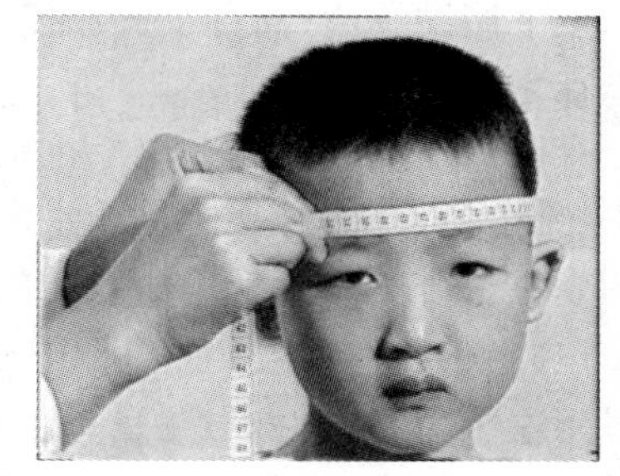

图3－6 头围测量

头围表示头颅的围长，间接反映颅内容量的大小。测量者用软尺从头部右侧眉弓上缘经枕骨粗隆、左侧眉弓上缘回到起点。结果用厘米表示，记录到小数点后1位。测量时，软尺紧贴头皮，左右对称(图3－6)。

(六)胸围

胸围是胸廓的围长,反映胸廓与肺的发育。出生时胸围小于头围1~2厘米,1周岁时与头围大致相等,形成交叉,以后胸围超过头围。在1岁至青春期前(约10岁左右),胸围超过头围的厘米数=年龄(周龄)-1。

胸围测量时,3岁以下婴幼儿取仰卧位。3岁以上取立位,两手自然平放或下垂,需要两人进行,测量者立于儿童的前方或后方,用左手拇指将软尺零点固定在儿童胸前左乳头下缘,右手将软尺从右侧绕过胸后壁,经左侧回到零点。协助者双手将软尺固定在两肩胛下角下缘,可保证测量的准确性。记录儿童平静呼吸时中间读数,用厘米为单位,记录到小数点后1位(图3-7)。

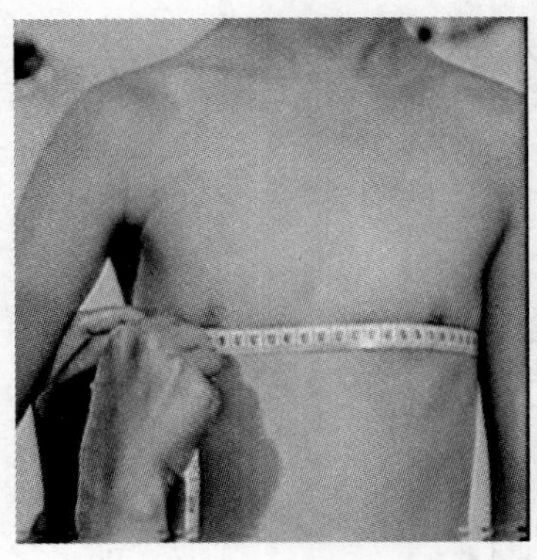
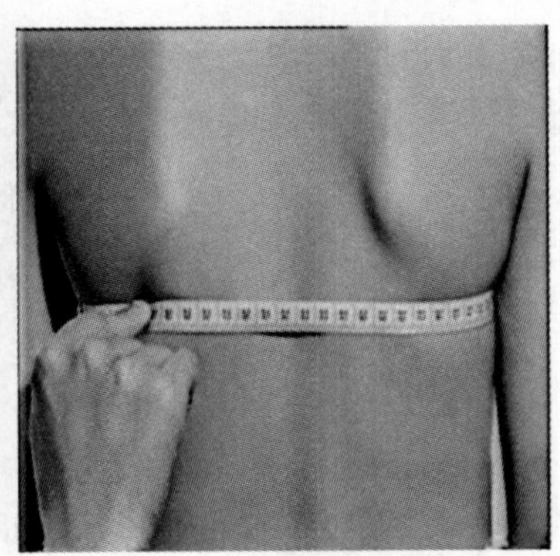

图3-7　胸围的测量

(七)上臂围

上臂围是指上臂正中位的肌肉、脂肪和骨骼的围度。在儿童期,肌肉和骨骼围度上的差异相对稳定,脂肪多少影响上臂围变化,因此,可以用上臂围值间接反映脂肪变化来估计营养状况。世界卫生组织(WHO)建议,在无条件测量身高体重的情况下,可用上臂围值筛查5岁以下儿童的营养状况,如上臂围值大于13.5厘米为营养良好,12.5~13.5厘米为营养中等,小于12.5厘米为营养不良。

上臂围测量用软尺,被测量者双手臂自然平放或下垂,取左臂肩峰点至尺骨鹰嘴连线的中点绕上臂一周,以厘米为单位,记录到小数点后1位(图3-8)。

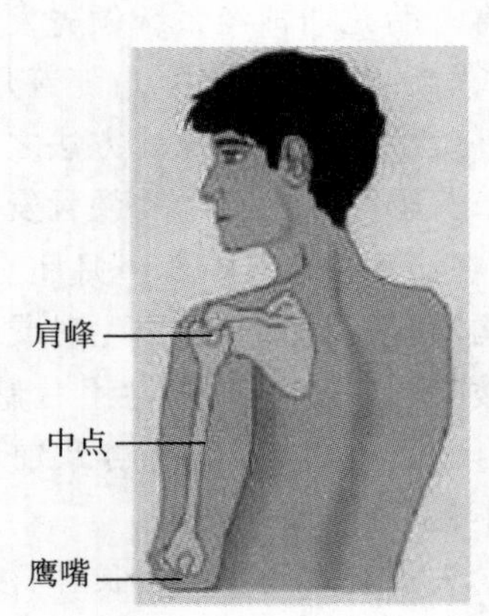

图3-8　上臂围测量部位

(八)皮脂厚度

皮下脂肪厚度(简称皮脂厚度)是评价儿童营养状况的指标之一。

皮脂厚度可用X线照片、超声波、皮脂卡钳等。用皮脂卡钳(皮脂厚度计)来测量儿童的皮下脂肪厚度最为简单和安全。皮下脂肪常用的测量部位如下(图3-9)。

(1)腹壁皮脂厚度:取锁骨中线与脐平线交界点,测量者用左手拇指、食指与测量点左右分开3厘米,沿躯干长轴平行方向捏起皮下脂肪,右手拿皮脂卡钳,张开钳

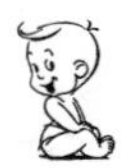

口，在距手捏点下 1 厘米处夹住皮下脂肪，读取刻度盘指针所指读数，单位用毫米，记录到小数点后 1 位。

（2）背部皮下脂肪：取肩胛下角稍偏外侧与脊柱呈 45 度处，用左手拇指与食指捏起皮下脂肪，测量方法同上。

（3）上臂皮脂厚度：在上臂肩峰点与尺骨鹰嘴连线中点处，与上臂长轴平行，测量皮脂厚度。

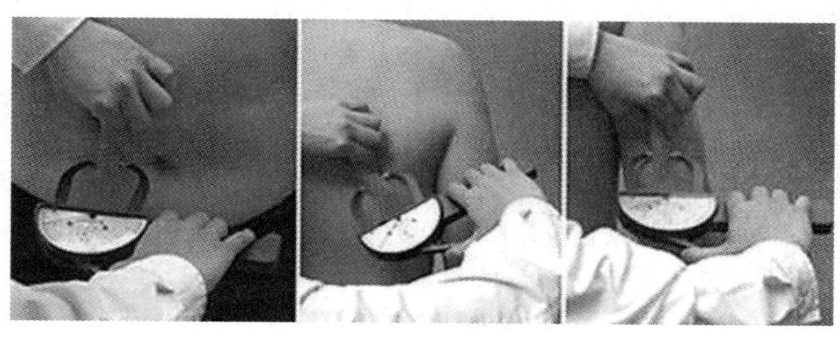

图 3－9　皮脂厚度测量

第三节　体格生长发育的评价

生长发育评价在儿童卫生学中应用广泛，主要用于：

评价个体、群体少年儿童现时的生长发育水平。

筛查、诊断生长发育障碍、评价营养和生活环境因素对生长发育的影响，为少年儿童提供保健咨询建议。

列入社区健康水平的指标体系，通过观察指标变化，评价各项学校卫生措施的实效，作为实施学校卫生监督的依据。

一、评价参考值的选择

由于儿童生长发育是在多种因素影响下进行的，因而评价的参照标准是相对的、暂时的，只能在一定的地区、一定的时间使用，故在制定标准时，一定要注意时间性、地区性和调查对象的代表性。使用不同的儿童生长参照值可得出不同的结论，因此正常选择和使用儿童生长标准或生长参照值非常重要。一般对个体儿童的评价最好选用本国的儿童生长标准，群体儿童的评价可采用国际生长标准以进行不同人群或国家间的比较。

我国自 1975 年开始严格统计学设计，每 10 年在北京、哈尔滨、西安、上海、南京、武汉、广州、福州、昆明九大城市进行儿童体格发育调查。2005 年的调查结果显示：中国儿童的生长水平近 30 年来有了明显的提高，接近或超过 WHO 2005 年的标准。中国卫生部确定 2005 年中国儿童生长参照标准为中国儿童参考人群值（见附录）。

二、评价方法的选择

选择合理的评价方法，是进行正确评价的关键。迄今没有一种方法能完全满足对个体、群体儿童的发育进行全面评价的要求。因此，应根据评价目的选择适当的方法，力求简单易行，直观而不需要附加计算。可结合体格检查、生活环境条件、健康和疾病状况进行综合分析，以得出较全面、准确的评价结果。

（一）指数法

指数法利用数学公式，根据身体各部分的比例关系，将两项或多项指标相关联，转化成指数进行评价。本方法计算方便，便于普及，所得结果直观，应用广泛。常用指数有：

（1）身高体重指数，表示单位身高的体重，体现人体充实度，也反映营养状况。

（2）身高胸围指数，反映胸廓发育状况，借以反映体型。

（3）身高坐高指数，通过身高和坐高比值，反映人体下肢和躯干的比例关系，反映体型特点。儿童随年龄的增长，下肢增长较快，1 岁时坐高占身长的 65.5%，2 岁时坐高占身长的 64%，6 岁时坐高占身长的 55%。

（4）BMI＝体重（kg）÷身高（m）÷身高（m），又称体重指数。近年来受国内外学者高度重视，认为它不仅能较敏感地反映身体的充实度和体型胖瘦，且受身高的影响较小，与皮脂厚度、上臂围等反映体脂累积程度指标的相关性也较高。我国已建立的“学龄儿童青少年 BMI 超重、肥胖筛查标准”，是 BMI 在儿童生长发育领域的具体应用。儿童的 BMI 值一般在 15～18 为正常，小于 15 为偏瘦，大于 18 为肥胖。

（5）握力指数和背肌力指数：均利用肌力与体重的密切关系，借助单位体重的握力和背肌力校正体重的影响，分别显示上臂和腰背部的肌肉力量，比原指标更具可比性。

（6）肺活量指数：分别利用肺活量和体重、身高的密切关系，利用单位体重或身高校正肺活量，以更确切地反映机体肺通气能力的大小。

（二）离差法

（1）等级分类是离差法最常用的一种方式，它是利用标准差与均值的位置远近来划分等级（图 3－10）。评价时将个体该发育指标的实测值与同年龄、同性别相应指标的发育标准比较，以确定发育等级。国内最常用 5 个等级评价标准。

一般生长发育评价中，身高和体重是最常用的指标。有年龄别身高、年龄别体重、身高别体重。前两者只相对于某一年龄来说儿童应有的身高和体重，并不能反映儿童体型的匀称与否，后者是指对于某一个体的身高来讲应有的体重，更能反映身材的匀称程度。

将某一指标如身高的均值或中位数作为基准，以其标准差为离散距，将发育水平划分为 5 个等级。上等（大于 $\bar{X}+2S$）、中上等（$\bar{X}+S-\bar{X}+2S$）、中等（$\bar{X}-S--\bar{X}+S$）、中下等（$\bar{X}-2S-\bar{X}-S$）、下等（小于 $\bar{X}-2S$）。

（2）曲线图评分法是离差法中另一常用的评价方法（图 3－11）。制作曲线图时，将某地不同性别不同年龄组某项发育指标的 $\bar{X}$、$\bar{X}\pm 1S$、$\bar{X}\pm 2S$ 分别点在坐标图上（纵坐标为指标值，横坐标为年龄，男女各一），然后将各年龄组位于同一等级上的各点连成曲线，即制成该指标的发育标准曲线图。若连续几年测量某儿童的身高或体重，将各点连成曲线，则既能观察出该儿童的生长发育现状，又能分析其发育速度和趋势。

评价时只要将评价指标在其参考值表中找到相应的位置即可；亦可在相应的生长发育监测图中找到相应的位置，即可评价儿童的生长发育情况。

三、生长偏离

儿童体格生长偏离有些可始于胎儿期，多数为后天营养与疾病影响造成，部分为遗传、内分泌代谢疾病所致，还有少数因神经心理因素所致。

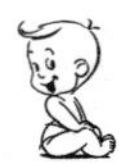

（一）头围生长偏离

1. 头围过小

头围小于同年龄、同性别儿童头围正常参照值的均值减 2 个标准差。头围过小与遗传因素、颅脑疾病有关。

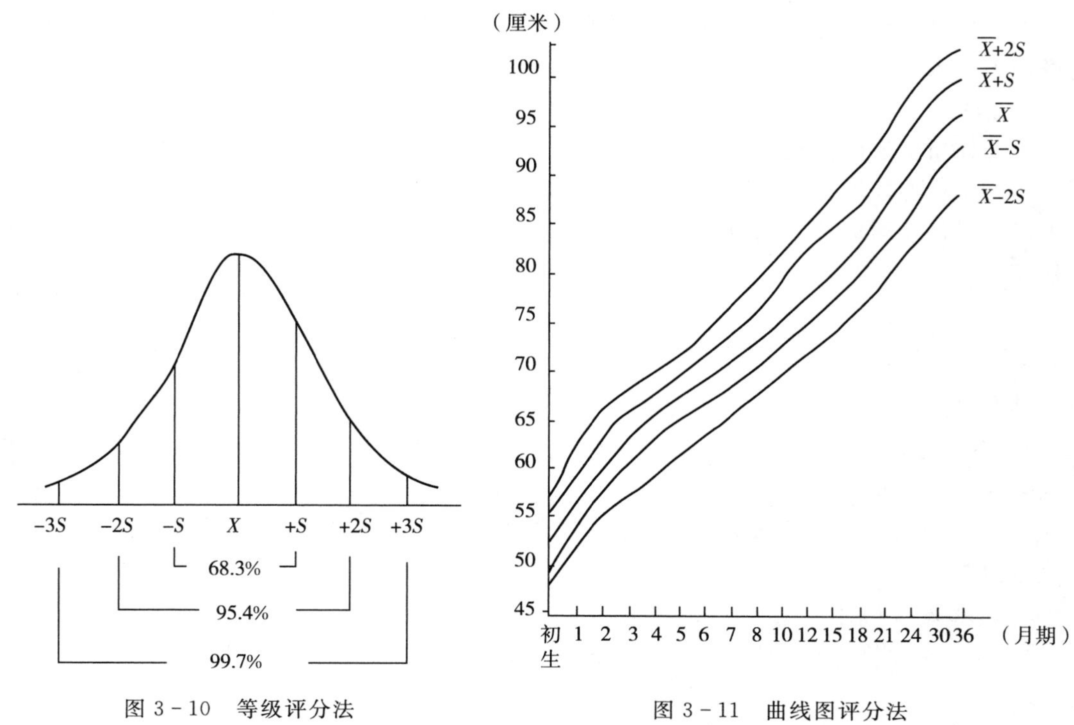

图 3－10　等级评分法

图 3－11　曲线图评分法

2. 头围过大

头围大于同年龄、同性别儿童头围正常参照值的均值减 2 个标准差。头围过大与遗传因素有关，如双亲或双亲之一头大。巨头症常见于慢性颅脑疾病致颅内压增高，如脑积水。脑积水患儿出生后前囟与头围同时增长过快，颅骨缝大而宽，前囟张力大。跟踪头围的发育可早期诊断、早期治疗，避免严重后果。

（二）身高发育偏离

1. 身材矮小

(1)身材匀称性矮小的一般原因有：宫内发育不良的小于胎龄儿，体重、身长和头围呈比例减少，身材匀称；遗传代谢病、宫内感染等，如 Russell-Silver 综合征，婴儿出生体重低、身材矮小、特殊面容；内分泌疾病如生长激素缺乏症，染色体异常，如 21－三体综合征患者也可能有身材矮小；家族性矮小也是其原因之一，双亲或双亲之一身材矮小，父亲身高小于 156 厘米，母亲身高小于 146 厘米，出生时身高体重正常，出生后生长速度近正常或略缓慢。

(2)身材非匀称性矮小的一般原因有：内分泌疾病如先天性甲状腺功能减低症；遗传性疾病如黏多糖症；骨与软骨发育不良症等。

2. 身材过高

身材过高的一般原因有：性早熟儿童；内分泌疾病如肢端肥大症等。

(三)体重发育偏离

1. 低体重

儿童体重低于同年龄、同性别正常儿童体重平均数减2个标准差。

2. 超重

儿童体重超出同年龄、同性别正常儿童体重平均数加2个标准差,体重过重的常见原因为营养素摄入过多,活动量过少。

3. 消瘦

儿童体重低于同性别、同身高儿童体重平均数减2个标准差。

一般早产儿体格生长有一允许的落后年龄范围,进行生长水平评价时应矫正胎龄至40周胎龄(足月)后再评价,一般身长到40个月月龄、头围18个月月龄、体重24个月月龄后不再矫正。

课堂练习

填空题:

1. 生长发育是一个连续的过程,既有(　　)的变化,也有(　　)的变化,因而形成了不同的发展阶段。

2. 婴儿期的动作发育首先是抬头、翻身、直坐,最后会站立、行走,这是遵循了从(　　)的发展规律。

3. 体格发育的评价方法目前比较常用的是(　　)和(　　)两种。

4. 体格发育的5个等级评价法,将发育水平划分为(　　)、(　　)、(　　)、(　　)、(　　)5个等级。

5. 人体各系统的发育不是同时进行的,表现为(　　)系统发育最早,(　　)系统发育最晚。

6. 儿童生长发育过程受多种因素的影响,概括起来包括(　　)和(　　)。

7. 在测量小儿头围时测量者就站在小儿的右侧,左手将软尺固定在小儿(　　),从(　　)侧经过枕骨最突出处,再绕回零点。

选择题:

1. 下列说法错误的是(　　)。

A. 胸围测量前面固定于胸前乳头下缘,然后过腋窝就可以了。

B. 生长发育有其一般的规律,但每个儿童生长发育又有自身的特点。

C. 头围是反映孩子脑发育的一个重要指标。

D. 新生儿期面临内外环境巨变、适应性差、死亡率高的危险。

2. 在影响儿童生长发育的环境因素中,(　　)是生长发育的物质基础。

A. 营养　B. 生活制度　C. 体育锻炼　D. 预防治疗疾病

3. 在儿童的形态指标中,(　　)是最重要也是最灵敏的指标。

A. 体重　B. 身高　C. 头围　D. 胸围

4. 不属于生理功能指标的有(　　)。

A. 记忆　B. 肺活量　C. 心率　D. 脉搏

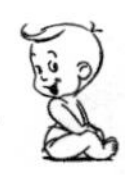

5. 对于评价儿童生长发育的评价标准，是相对的、暂时的，他们在一定的地区和时间起作用，而且受生长长期加速的影响，应每隔(　　)修改一次。

A. 5～10 年　B. 2～3 年　C. 1～2 年　D. 10～12 年

6. 2～7 岁儿童身高的推算公式是(　　)。

A. 身高＝年龄×5＋80 厘米　B. 身高＝年龄×7＋75 厘米

C. 身高＝年龄×5＋70 厘米　D. 身高＝年龄×5＋75 厘米

7. 人的整个生长发育期间，全身大多数器官和系统都有两次生长突增高峰，一次是在(　　)，第二次是在青春发育初期。

A. 婴儿期　B. 胎儿期　C. 儿童前期　D. 儿童期

8. 儿童(　　)系统发育得最早，(　　)系统在儿童期发展缓慢，到青春期才迅速发育。

A. 神经，生殖　B. 运动，呼吸　C. 循环，内分泌　D. 排泄，神经

9. 一般同龄男孩比同龄女孩重而高，但女孩青春发育期比男孩早(　　)左右。

A. 一年　B. 两年　C. 一年半　D. 半年

问答题：

1. 明明今年 6 岁，身高 100 厘米，体重 30 公斤，请问他生长发育是否正常？
2. 儿童生长发育有哪些规律？
3. 影响儿童生长发育的因素有哪些？

第四章 儿童营养卫生

第一节　儿童能量与营养素的需要

良好的营养状态可帮助儿童预防急慢性疾病，有益于儿童神经心理发育。因遗传、代谢的不同，儿童的营养需要有很大的个体差异，但都应满足生长、避免营养素缺乏。根据中国营养学会的营养素分类方法，营养素包括宏量营养素（蛋白质、脂类、碳水化合物）、微量营养素（矿物质、维生素）、其他膳食成分（膳食纤维、水）。

一、能量代谢特点

儿童所需的能量主要来自食物中的宏量营养素，总的能量消耗包括基础代谢率、食物的热力作用、组织生长合成、活动和排泄过程的能量消耗。儿童能量的需要与年龄和不同的状态有关。

（一）基础代谢(BMR)

基础代谢是指人体维持身体所有器官活动的最低能量需要。测定方法是在20℃室温下（18℃～25℃），餐后10～14个小时，清醒、安静状态下，测量维持机体基本生命活动所需的最低能量。其数值与性别、年龄、身高、体重、环境温度、健康状况有关。儿童对基础代谢的能量需要依年龄不同而发生变化。婴幼儿时期，基础代谢的能量需要占总能量的50％～60％。以后随年龄增长而逐渐减少，到12岁时接近成人。此外，由于年龄不同，各器官代谢在基础代谢中所占比例也存在差异，婴儿期肌肉消耗的能量较少，仅占8％，成人则增加至30％。基础代谢率的简易计算公式是BMR％＝（脉压差＋脉率）－111，正常值为±10％。

（二）食物的特殊动力作用

由于机体摄入食物而引起机体能量代谢的额外增高称为食物特殊动力作用。食物的特殊动力作用与进食的总热量无关，而与食物的种类有关。进食糖与脂肪对代谢的影响较小，大约只是基础代谢的4％，持续时间亦只有1个小时左右。但进食蛋白质对代谢的影响则较大，可达基础代谢的30％，持续时间也较长，有的可达10～12个小时。食物特殊动力作用的机理，是食物在消化、吸收和代谢过程中的耗能现象。我国营养学者主张一般膳食的食物特殊动力作用约占总热能需要量的6％。

（三）活动消耗

用于肌肉活动的能量与活动量的大小、活动的时间、活动强度有关，个体差异较大。爱哭闹爱活动的儿童与同年龄安静儿童相比，活动所需的能量可多3～4倍。初生婴儿睡眠时

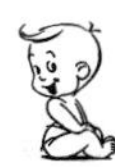

间较多,活动量较小,能量消耗较少。随年龄增长,婴儿活动量逐渐加大,能量需要量也逐渐增加。

(四)生长发育

生长发育所需的能量是儿童时期的特殊需要,与儿童的生长速度成正比。1岁以内婴儿体格发育速度最快,此项能量的需要量相对较多。6个月以内的婴儿,每日需要的能量可达40～50千卡/千克;6个月～1岁每日需15～20千卡/千克;1岁以后儿童生长速度趋于平稳,能量需要随之减少,每日约需5千卡/千克。青春期体格发育再次加速,亦增加了能量的需要量。

(五)排泄

排泄是指每日摄入的供能食物中不能被吸收而排出体外的部分。通过排泄消耗的能量不超过总能量的10%。

以上5个方面的总和是儿童每日需要的总能量。

二、营养素的需要

(一)糖类

糖类又称碳水化合物,一般由碳、氢、氧三种元素所组成,由于它所含有的氢氧比例为2∶1,和水一样,故叫作碳水化合物。它是为人体提供热能的三种重要的营养素中最廉价的营养素。食物中的碳水化合物可分为两类:人可以吸收利用的有效碳水化合物,如单糖、双糖、多糖;人不能消化的无效碳水化合物,如纤维素,它具有促进肠蠕动,预防便秘,减少胆固醇的吸收,减少肠道炎症的生理价值。

1. 生理功能

(1)供给能量

糖的主要功能是提供热能。每克葡萄糖在人体内氧化产生4千卡能量,由糖类所产生的能量应占总能量的50%～60%。糖类在体内能被迅速消化吸收而产生热能。虽然大多数机体细胞可以利用脂肪和蛋白质代替糖类作为能源,但神经组织却完全靠葡萄糖作为能源物质,当血糖浓度下降时,脑组织可因缺乏能源而使脑细胞功能受损,造成功能障碍,并出现头晕、心悸、出冷汗甚至昏迷。体内葡萄糖过多时,多余部分将以糖原的形式贮存在肝脏内;当体内缺乏糖时,肝糖原再转为葡萄糖而被利用。过多的葡萄糖还可以转变为脂肪组织,所以多吃糖类食物也可以使人发胖。

(2)构成细胞和组织

每个细胞都有碳水化合物,其含量为2%～10%,主要以糖脂、糖蛋白等形式存在,分布在细胞膜、细胞器膜、细胞质以及细胞间质中。

2. 糖的组成和食物来源

(1)单糖

单糖分子结构简单,不能水解,为白色结晶体,易溶于水,不经消化就能被人体吸收,如葡萄糖、果糖等。

葡萄糖是单糖中最广泛的一种,它尤其在植物性食物中含量最丰富,人体葡萄糖主要由淀粉水解而来。

果糖多存在于蜂蜜和水果中,果糖进入人体后大部分在肝脏中进行代谢,仅小量由肾小管和小肠代谢。

(2)双糖

双糖水解后可产生两个分子单糖,双糖必须先消化成单糖后才能被机体吸收与利用。常见的双糖有:蔗糖、麦芽糖和乳糖等。

蔗糖广泛存在于甘蔗、甜菜及有甜味的植物果实、叶、花、根茎之中,由一分子的葡萄糖和一分子的果糖结合而成,是食用糖中的主要成分,也是日常生活中常用的甜味剂。食糖宜少量食用,因为它除了可提供热能外,不含其他成分。

乳糖由一分子的葡萄糖和一分子的半乳糖结合而成,多存在于哺乳动物的乳汁及乳制品中,人乳中浓度约为7%,牛乳中约为5%,半乳糖对哺乳动物神经发育有重要影响。人体肠道中乳糖酶能分解乳糖为单糖,从而被人体吸收。乳糖酶缺少会引起乳糖不耐受症。

麦芽糖是由两分子的葡萄糖结合而成,大量存在于发芽的谷粒,特别是麦芽中。淀粉和糖原水解后也可产生少量的麦芽糖。一般亦为食物加工中常用的甜味剂。

(3)多糖

多糖是许多单糖分子失去水分子后缩合而成的高分子化合物。

淀粉是植物性食物中重要的营养成分,是人类热能的主要来源。婴儿在出生后的3～4个月中,因缺乏胰淀粉酶的分泌,不能消化吸收淀粉。随月龄增长,胰淀粉酶分泌功能逐渐完善,才能添加淀粉类食物。

3. 糖类供应量

对糖类的供应量没有明确规定,一般认为应为摄入总量的50%～60%,成人应每日摄入20克膳食纤维为宜。

(二)脂类

脂类是脂肪、胆固醇、磷脂的总称。

1. 生理功能

(1)贮存并供给维持生命必需的热能,维持体温。脂肪是食物中产热能力最强的营养素,每克脂肪在体内氧化后可释放能量约9千卡,是等量的蛋白质和碳水化合物的近两倍,是人体能量的重要来源。除供生理代谢及人体活动所需能量外,多余的部分可转化为组织脂肪,贮存于体内,在必要时可为身体提供能量。当摄入脂肪过多,体内贮存脂肪多时,人就会发胖;长期摄入脂肪过少会使贮存脂肪耗竭,而使人消瘦。

(2)脂肪是构成身体细胞的重要成分之一。脂肪中的磷脂和胆固醇是人体细胞的主要成分,脑细胞和神经细胞中含量最多。一些固醇则是制造体内固醇类激素的必需物质,如肾上腺皮质激素和性激素等。

(3)有脂肪或脂肪多的食物可以增加食欲,促进脂溶性维生素的吸收。没有脂肪或脂肪少的食物均不好吃,脂肪性食物可增加风味,还可促进一些溶解在脂肪中的维生素A、维生素D、维生素E和维生素K的吸收与利用。

(4)供给人体必需脂肪酸。必需脂肪酸是指机体生命活动必不可少,但机体自身又不能合成,必须由食物供给的多不饱和脂肪酸,主要包括亚油酸和亚麻酸。它主要用于磷脂的合成,是所有细胞结构的重要组成部分。保持皮肤微血管正常通透性,以及对精子形成、前列腺素的合成等方面起重要的作用等。

(5)保护和支持机体组织。分布在皮下和关节等处的脂肪,在机体受到外界撞击时能起到缓冲作用,进而保护相应组织和器官;分布在腹部脏器周围,如肠系膜、大网膜、腹膜后的

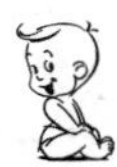

脂肪对肠道、肾脏具有支持和固定的作用；脂肪的导热性差，皮下脂肪可以起到隔热层的作用，防止体内热量大量散发。

2. 脂肪的组成及食物来源

脂肪由脂肪酸组成，脂肪酸可分为饱和脂肪酸和不饱和脂肪酸，在不饱和脂肪酸中有几种是人体不能合成，需靠食物提供的必需脂肪酸。

脂肪的营养价值最重要的是取决于脂肪酸的性质，含必需脂肪酸越多，越接近机体需要，营养价值就越高。

膳食中脂肪的来源主要是各种植物油和动物脂肪。一般情况下，植物油中含不饱和脂肪酸较多，其中必需脂肪酸也较高。但椰子油含饱和脂肪酸多是例外。动物性脂肪含饱和脂肪酸较多，其中必需脂肪酸较低。但鱼肝油含有丰富的不饱和脂肪酸(表 4－1)。

表 4－1　常见食物中必需脂肪酸含量(占脂肪酸的百分比)

食物名称	亚油酸	亚麻酸	食物名称	亚油酸	亚麻酸
豆油	52.2	10.6	鸡肉	24.2	2.2
芝麻油	43.7	2.9	蛋黄	11.6	0.6
花生油	37.6	—	猪肝	15.0	0.6
菜籽油	14.2	7.3	瘦猪肉	13.6	0.2
猪油	8.3	0.2	羊肉	9.2	1.5
鸡油	24.7	1.3	牛肉	5.8	0.7
羊油	2.0	0.8	牛奶	4.4	1.4
奶油	3.6	1.3	鲫鱼	6.9	4.7
牛油	3.9	1.3	鲤鱼	16.4	2.0

3. 脂肪的供给量

中国营养学会推荐成年人膳食脂肪摄入量应占总热量的 20%～30%，平均每天推荐摄入脂肪 50 克。必需脂肪酸的供应量，一般认为应占每日总热能的 2%，儿童对必须脂肪酸的需要较成人更为迫切，若缺乏也更加敏感。长期摄入脂肪类不足，可导致儿童营养不良，脂溶性维生素的缺乏，甚至发育落后，但长期摄入脂肪类食物过多，对身体也有害。

(三)蛋白质

蛋白质种类多，性质、功能各异，是由 20 多种氨基酸按照不同比例组合而成，并在体内不断进行代谢和更新。

1. 生理功能

(1)构成和修复机体组织。蛋白质是构成人体细胞、组织的基本物质，也是体液、酶和激素的重要组成部分，是生命活动的基础，尤其在肌肉和神经细胞中含量最多。

蛋白质分子中含有碳、氢、氧、氮，而脂肪和糖分子中只含前三者。可见蛋白质是人体中氮的主要来源之一，脂肪和糖类不能替代蛋白质。

儿童生长发育迅速，所需蛋白质也相对较多，因新生儿不仅需要蛋白质补充损耗，还需要蛋白质构成和增长新的组织，维持正常的生长发育，故摄入量要大于排除量。成人体内蛋白质要处于不断合成和分解的动态平衡，每天约有3%的蛋白质更新。蛋白质长期摄入不足可发生营养不良、贫血、感染及水肿，蛋白质过量可造成便秘、食欲不振。

(2)参与重要的生理功能。体内重要的生理活动都是由蛋白质来完成的，如运输氧气的血红蛋白、调节肌肉收缩的肌球蛋白、维持血液胶体渗透压的血浆蛋白、参与机体防御功能的抗体、催化代谢反应的酶、调节物质代谢和生理活动的某些激素和神经递质等。

(3)氧化供能。蛋白质也是能量的一种来源，每克蛋白质在体内氧化分解可产生4千卡热量，一般成人每日约有10%～15%的能量来自蛋白质，当大量蛋白质被分解产热时，其所产生的代谢产物对肾脏等器官有害。

2. 蛋白质的组成及食物来源

蛋白质是以氨基酸为基本单位构成的生物大分子，其主要由20多种基本氨基酸组成。凡可在动物体内合成，作为营养源不需要从外部补充的氨基酸为非必需氨基酸；人体无法合成，只能从食物中摄取的氨基酸被称为必需氨基酸。对成人来讲必需氨基酸共有8种：赖氨酸、色氨酸、苯丙氨酸、蛋氨酸、苏氨酸、亮氨酸、异亮氨酸、缬氨酸。除了需要与成人相同的8种必需氨基酸外，组氨酸为小儿生长发育期间的必需氨基酸，同时早孕儿还需要半胱氨酸、酪氨酸、精氨酸和牛磺酸等条件必需氨基酸，即对特殊人群需外源性供给。

蛋白质的营养价值取决于食物中蛋白质的含量，必需氨基酸的种类以及蛋白质在体内的消化吸收和利用率。

蛋白质的食物来源可分为植物蛋白和动物蛋白两类，动物性食物如蛋类、奶类、肉类以及水产品含有较高的蛋白质，蛋白质质量好，利用率高，但同时富含饱和脂肪酸和胆固醇。植物性食物中蛋白含量较低，但豆类中含有丰富的蛋白质，特别是大豆中含蛋白质高达36%～40%，氨基酸组成较合理，生物利用率高，是植物性食物中较好的蛋白质来源。

不同食物蛋白质中的必需氨基酸含量和比例不同，其营养价值不一，将两种或两种以上食物混合食用，其中所含有的必需氨基酸取长补短，相互补充，达到较好的比例，从而提高蛋白质利用率的作用，称为蛋白质的互补作用。利用蛋白质的互补作用，可以在不增加膳食费用的情况下，提高蛋白质利用率。比如在我国北方经常将小米面、玉米面、黄豆面等混合后制成杂食面食，这就是对蛋白质互补作用的一个很好的诠释。食物搭配时要注意食物的生物学种属愈远愈好，搭配种类愈多愈好，食用时间愈近愈好。

3. 蛋白质供应量

国际上一般认为健康的成年人每天每公斤体重需要0.8克的蛋白质，我国则推荐为1.0克，这是由于我国人民膳食中的蛋白质来源多为植物性蛋白，其营养价值略低于动物性蛋白的缘故。蛋白质的需要量还与劳动强度有关，劳动强度越高，蛋白质的需要量越大。中国营养学会推荐成年男、女体力活动者分别为75克/每天和60克/每天；中体力活动者分别为80克/每天和70克/每天；重体力活动者分别为90克/每天和80克/每天。在特殊生理状态下的人群，如孕妇、小儿、术后病人等，蛋白质供给量亦要增加。

蛋白质的缺乏在人的任何年龄段都有可能发生，但生长阶段对机体的影响最大、最明显。若长期蛋白质摄入不足，会导致贫血、精神疲乏、易于感染等，严重者可致营养不良性水肿、智力发育障碍等。如膳食蛋白的供给量长期超过人体的需要量时，会加重肝脏和肾脏的负担，并容易导致代谢紊乱。

营养充足且平衡的膳食可满足儿童生长需要的微营养素，即食物中含有所有营养素而

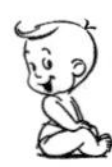

不需要另外补充，不同的食物含有不同的营养素，没有一种食物可供给人类需要的所有的营养素，更不可能用药物或保健品替代食物。促进以食物为基础的研究应替代现在微营养素补充或强化食物的政策。

（四）维生素

维生素虽不能供给能量，但是它是维持正常生长及生理功能所必需的营养素，参与和调节代谢过程，并可构成某些辅酶成分。人体对维生素的需要量有限，但因体内不能合成或合成的数量不足，而必须由食物供给。维生素的种类很多，按其溶解性可分为脂溶性（维生素A、D、E、K）与水溶性（B族和维生素C）两大类。其中脂溶性维生素可储存于体内，无须每天供应，但因排泄较慢，缺乏时症状出现较迟，过量易中毒。水溶性维生素易溶于水，其多余部分可迅速从尿中排泄，不易在体内储存，必须每天供给，若体内缺乏可迅速出现相应症状。

1. 维生素A

(1)生理功能

促进视觉细胞内感光物质的合成，参与合成视紫红质和视紫蓝质，维持正常视觉功能；维护上皮组织细胞的完整性，维护各器官上皮细胞形态和功能完整；促进生长发育和维护生殖功能；维持和促进免疫功能。

(2)食物来源

维生素A主要存在于动物性食物当中，能够直接被人体吸收和利用，在动物肝脏、奶及奶制品（全脂奶）及禽蛋中含量较高。另一类是维生素A源，也就是指β-胡萝卜素及其他类胡萝卜素，多存在于植物性食物中，如绿叶菜类、黄色菜类以及水果类，含量较丰富的有菠菜、苜蓿、豌豆苗、红心甜薯、胡萝卜、青椒、南瓜等。鱼肝油是商业上维生素A的最丰富来源。

(3)维生素A缺乏症和维生素A中毒

人体对维生素A的需要量取决于人的体重和生理状况。儿童正处在生长发育期，需要量相对较高，因此必须注意在膳食中为婴幼儿补充维生素A。中国营养学会推荐儿童每日膳食中维生素A的供给量是0～1岁每日400微克，1～4岁每日500微克，4～7岁每日600微克。

维生素A缺乏是常见的儿童营养缺乏症，它是导致儿童失明的主要原因。乳儿母亲维生素A的缺乏会导致长期腹泻、发热，食物中摄入不足（如长期用脱脂乳、豆浆及淀粉类食物为主）的儿童易发生维生素A的缺乏。

眼部的症状和体征是维生素A缺乏的早期表现，夜盲或暗光中视物不清最早出现，进一步发展可致干眼症；皮肤黏膜干燥、脱屑，有痒感；毛发失去光泽，易脱落；指甲薄而脆，易于折断；反复发生呼吸道和消化道感染。

一般情况下，正常膳食不会引起维生素A中毒，但给婴幼儿长期过量服用浓缩鱼肝油或一次性大量进食深海鱼，如大比目鱼、鳕鱼肝脏易引发中毒。一般中毒后应立即停用含维生素A的制剂和食物，不需其他治疗，在1～2周后症状消失，愈后良好。

2. 维生素B1

(1)生理功能维生素B1又称硫胺素、抗脚气病因子、抗神经炎因子等，是维生素中发现最早的一种。维生素B1以辅酶形式参与糖的分解代谢，有保护神经系统的作用；还能促进肠胃蠕动，增加食欲。

(2)维生素B1主要存在于种子的外皮和胚芽中，如米糠和麸皮，在酵母菌中含量也极丰富。在瘦肉、白菜和芹菜中含量也较丰富。

(3)维生素 B1 缺乏

维生素 Bl 缺乏时可导致多发性神经炎、心脏过大,浮肿,俗称“脚气病”。患者有疲乏、食欲差、恶心、淡漠、腿麻木和心电图异常等症状。维生素 B1 广泛存在于天然食物中,其含量随食物种类不同而不同,同时还受到加工、烹调的影响,加工越细的米面,维生素 Bl 含量越少,因此要做到粗细搭配。由于面粉中的维生 Bl 素在酸性环境中较稳定,而在碱性环境中容易被破坏,所以发面不宜加碱,应提倡使用酵母发面,制作稀饭不宜加碱。不经常食用捞饭捞面。

3. 维生素 B2

(1)生理功能

维生素 B2 又称核黄素,是机体中许多重要辅酶的组成部分,参与糖类和脂肪代谢。

(2)食物来源

其主要来源于肝脏、肉类、蛋类、乳类等动物食品,其次来源于豆类和新鲜绿叶蔬菜。维生素 B2 在碱性溶液中和光照下易被破坏,在烹饪中应减少损失。它不会蓄积在体内,所以时常要以食物来补充。

(3)维生素 B2 缺乏

其病变多表现为口、眼和外生殖器部位的炎症,如口角炎、唇炎、舌炎、眼结膜炎和阴囊炎等。

4. 维生素 D(又称抗佝偻病维生素)

(1)生理功能

维生素 D 的主要功能是调节体内钙、磷代谢,维持血钙和血磷的水平,从而维持牙齿和骨骼的正常生长发育。

(2)维生素 D 的来源

儿童体内维生素 D 有三个来源。

母体—胎儿转运:通过胎盘从母体中获得维生素 D。

食物中的维生素 D:这是儿童维生素 D 的外源性来源。天然食物中的维生素 D 含量都较低,人乳中每 100g 含量在 40IU 以下,谷物、蔬菜、水果几乎不含维生素 D,肉类含量较少,动物肝脏、鱼肝油、蛋黄中含量相对丰富些。婴幼儿强化食物含较丰富的维生素 D,如维生素 AD 钙奶、婴儿配方奶粉、配方米粉等。婴幼儿可从强化食物中获得充足的维生素 D。

皮肤的光照合成:皮肤的光照合成是人类维生素 D 的主要来源。人类皮肤中的 7 -脱氢胆固醇,受紫外线的照射后,可转变为维生素 D3。适当的日光浴可以满足人体对维生素 D 的需要。皮肤产生维生素 D3 的量与日照时间、波长、暴露皮肤的面积有关。因此人体对维生素 D 的需要量受日光照射的影响。WHO 建议 6 岁以下儿童、孕妇和乳母每人每日摄入量为 400IU。

(3)维生素 D 缺乏性佝偻病

胎儿期母体维生素 D 缺乏;出生后日照时间不足;食物中补充维生素 D 不足,儿童生长速度快以及胃肠道或肝胆疾病会影响维生素 D 的吸收。

本病常发于冬春两季,3 岁以内,尤以 6～12 个月婴儿发病率较高。北方地区发病率高于南方地区,工业城市高于农村,人工喂养的婴儿发病率高于母乳喂养者。

早产及双胎婴儿出生后生长发育快,需要维生素 D 多,且体内贮存的维生素 D 不足,即

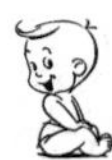

使纯母乳喂养婴儿，若户外活动少亦易患佝偻病。

本病的初期表现为婴儿易激惹、多汗、夜惊、烦躁等神经精神症状，或有发稀、枕秃等症。随着病情发展，症状以骨骼改变为主，出现方颅、鸡胸、手镯，严重者可出现膝内翻和外翻等。

大剂量维生素D可造成中毒表现：早期征兆为畏食、恶心、倦怠、烦躁不安、低热、呕吐，重症者可出现惊厥、血压升高、心律不齐等症状。

（五）矿物质

不供给能量，但参与机体的构成，具有维持体液渗透压、调节酸碱平衡的作用。人体所含元素除碳、氢、氧、氮4种主要以有机化合物的形式存在外，其余元素统称为矿物质，又称无机盐。矿物质按照含量多少又可分为常量元素和微量元素：每日膳食需要量在100毫克以上的元素为常量元素，又称宏量元素，钙、磷、镁、钠、钾、氯、硫亦为常量元素；铁、铜、锌及碘、氟等均为微量元素，虽体内含量很少，但与小儿营养关系密切。

1. 钙

钙是人体内含量最多的一种无机盐。人体的矿物质约占体重的5%，钙约占体重的2%。正常人体内钙的含量为1200～1400克，其中99%存在于骨骼和牙齿之中，1%的钙大多数呈离子状态存在于软组织、细胞外液和血液中。

（1）生理功能

钙可使神经、肌肉保持正常的反应；可以调节心脏搏动，参与凝血；钙在肠道吸收不完全，膳食中钙只有20%～30%能被吸收，吸收后与磷结合沉积在骨骼中，骨中的钙不断释放出游离钙，而游离钙又不断沉积于骨。如果钙摄入过少，为了维持血液中游离钙的水平，机体只得减少骨钙的沉积，时间一长必然造成骨钙减少、骨质疏松。血浆中钙离子明显下降，神经肌肉兴奋性增强，会引起手足抽搐症。

（2）食物来源

钙的来源比较丰富，其中以乳和乳制品最佳，因其含钙量大，吸收率高，如100毫升牛奶中钙含量达100毫克。另外，水产品中的虾皮、海带含钙量也较高。干果、豆类及其豆制品、绿叶蔬菜中含钙也不低，都是钙的来源。

根据中国居民膳食营养素参考摄入量：6个月以下婴儿每日300毫克，6个月～1岁每日400毫克，1～4岁每日600毫克，4～7岁每日800毫克。孕妇1500毫克，乳母2000毫克。青春期前儿童生长发育迅速，钙的需要量也相对最大，可达成人需要量的2～4倍，要特别注意补充。

2. 铁

（1）生理机能

铁是体内含量最丰富的微量元素，总量有3～5克，其中78%以血红蛋白等化合物形式存在，其余的22%是储藏性化合物形。主要功能是作为血红蛋白的主要成分，对氧摄取、释放、运输起重要作用。由于铁缺乏，使血红蛋白合成障碍引起的贫血称为缺铁性贫血。铁缺乏的儿童易烦躁，对周围不感兴趣、身体发育受阻、体力下降、注意力与记忆力调节过程障碍、学习能力下降、抗感染能力降低等。此外，铁缺乏还可损害儿童的认知能力，引起心理活动和智力发育的损害及行为改变，且在以后补充铁后也难以恢复。

（2）食物来源

膳食中的铁可分为血红素铁与非血红素铁，血红素铁可直接被肠黏膜细胞摄取，来源主要是肉、禽和鱼的血红蛋白和肌红蛋白；而非血红素铁主要来自于植物性食物中，必须先由三价铁在酸性介质如胃酸和食物有机酸作用下还原成二价铁才可被充分吸收，因而受膳食因素的影响。

在食物中加入如维生素C、有机酸、氨基酸等可以促进铁的吸收；凡在肠道中能与铁形成不溶性铁盐的因素，都不利于铁的吸收，如粮谷和蔬菜中的植酸盐、草酸盐、茶叶中的鞣酸及咖啡中的多酚类物质，胃酸缺乏或抗酸药物，过量的钙或锌。

含铁丰富且吸收率高的主要为动物性食物，如肝脏、血、瘦肉、鱼类等，植物性食物中含铁量高的有黑木耳、海带、芝麻等。

特别注意的是乳类含铁量极少，以乳类为主食的婴儿要注意补充铁。此外，大力提倡用铁锅铁铲等炊具，以利于在烹饪过程中增加铁的供给。

铁可在体内被反复利用，排出机体的铁较少，因此机体对铁的需要量并不大。中国营养学会建议每日膳食营养素供给量中，铁的摄取量0～8岁儿童每日10毫克，孕妇、乳母因为胎儿成长和哺乳等原因，故每日应摄取铁的数量较多。

3. 锌

(1)生理功能

锌主要存在于骨骼、皮肤和头发中，头发锌含量通常能够反映膳食中锌的长期供应量；锌主要与体内80多种含锌酶的功能有关，对儿童的身体发育和智力发育有着至关重要的影响；维持人体正常食欲，缺锌会导致味觉下降，出现厌食、偏食甚至异食；锌可以提高人体免疫系统的敏感性，同时可以直接抑制病毒的活性，从而增强人体抗病能力。

(2)食物来源

富含锌的食品主要是动物性食物，如瘦肉、动物内脏、蛋黄、鱼及其他海产品(如牡蛎、墨鱼等)。蔬菜水果中含量较少。

根据中国居民膳食锌参考摄入量，儿童锌的摄入量为6个月内每日1.5毫克，6个月～1岁每日8.0毫克，1～4岁每日9.0毫克，4～7岁每日12.0毫克，鼓励母乳喂养婴儿并合理引用其他含锌食物，年长儿提供平衡膳食，充足的乳类，以及每周1～2次的动物肝脏、菌类食物即可满足儿童生长，不必另外补锌。

4. 碘

(1)生理功能

碘是人体的必需微量元素之一，健康成人体内的碘总量为30毫克，其中70%～80%存在于甲状腺，其他分布在血浆、肌肉等处。碘是构成甲状腺素的主要原料，甲状腺从血液中摄取碘的能力很强，甲状腺中碘的浓度比血浆高25倍以上。其生理功能也是通过甲状腺素的作用来体现的。甲状腺素对促进组织氧化、调节机体新陈代谢、促进机体正常生长发育有直接影响。

(2)食物来源

人类所需的碘，主要来自食物，约为一日总摄入量的80%～90%，其次为饮水与食盐。食物碘含量的高低取决于各地区的生物、地质、化学状况。海洋生物含碘量很高，如海带、紫菜、海鲜鱼、干贝、淡菜、海蜇、龙虾等。而远离海洋的内陆山区或不易被海风吹到的地区，土壤和空气中含碘量较少，这些地区的食物含碘量不高。人类大部分生活在碘缺乏的地区，摄入缺碘的动植物和水是人类碘缺乏的基本原因。

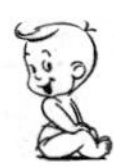

陆地食品含碘量以动物性食品高于植物性食品，蛋、奶含碘量相对稍高，其次为肉类，淡水鱼的含碘量低于肉类。植物含碘量是最低的，特别是水果和蔬菜。

在我国推行的食用碘盐也是摄入碘盐的重要途径，在食盐中加入一定量的碘即构成碘盐，全民可通过食用加碘盐这一简单、安全、有效和经济的补碘措施，来预防碘缺乏病。

由于碘是一种比较活泼、易于挥发的元素，含碘食盐在贮存期间可损失 20%～25%，加上烹调方法不当又会损失 15%～50%，所以需要正确使用加碘盐。碘盐不能放在温度较高、阳光照射的地方，贮存容器要加盖盖严，快取快盖；应在菜即将出锅时加盐，防止高温挥发减少含碘量，降低效果。

（六）其他膳食成分

1. 膳食纤维

主要来自于植物的细胞壁，是不被小肠酶消化的非淀粉多糖，包含纤维素、半纤维素、树脂、果胶及木质素等。纤维素可吸收水分，使粪便体积增加，促进排便。

2. 水

为人体的重要成分，机体所有的新陈代谢和体温调节活动都必须要有水的参与才能完成。儿童体内含水量较成人多，如新生儿含水量约占体重的 78%，1 岁时占 65%，成人占 60%～65%。儿童水的需要量与能量摄入、食物种类、肾功成熟度等因素有关。新生儿新陈代谢旺盛，水的需要量相对较大。婴儿每日需水 150 毫升/千克，以后每增 3 岁减少 25 毫升/千克，水主要由饮用水和食物提供。组织代谢和食物在体内氧化也可产生一部分水。儿童最理想的饮用水为白开水，生水烧开后，水的表面张力增大，活性增加，很容易透过细胞膜，使组织细胞较快获得足够水分。日常生活中，尽量不用矿泉水、纯净水、果汁、饮料来代替白开水。婴儿每日 6～7 次小便即提示水的摄入基本足够。

表 4－2　各种维生素和矿物质的作用及来源

维生素	作用	来源
维生素 A	促进生长发育和维持上皮组织的完整，增加皮肤黏膜的抵抗力，间接防止细菌侵袭。形成视紫质所必需的成分，并有促进免疫力的功能	肝、牛乳、奶油、鱼肝油。其前体胡萝卜素存在于某些有色蔬菜等植物中，如胡萝卜、黄瓜
维生素 B1	构成脱羧辅酶的主要成分，为糖类代谢所必需，维持神经、心肌的活动机能，调节胃肠蠕动，促进生长发育	米糠、麦麸、豆、花生；肠内细菌和酵母可合成一部分
维生素 B2	为辅黄酶主要成分，参与体内氧化过程，维持皮肤、口腔和眼的健康，防止其病变，参与能量代谢	肝、蛋、乳类、蔬菜、酵母
维生素 PP	是辅酶Ⅰ及Ⅱ的组成成分，为体内氧化过程所必需；维持皮肤、黏膜和神经的健康，防止癞皮病，促进消化系统的功能	肝、肉、谷类、花生、酵母
维生素 B6	为转氨酶和氨基酸脱羧酶的辅酶组成成分，参与神经、氨基酸及脂肪代谢	各种食物中，亦由肠内细菌合成
维生素 B12	参与核酸的合成、促进四氢叶酸的形成等，促进细胞及细胞核的成熟，对生血和神经组织的代谢有重要作用	主要来源是动物的肝、肾、肉等

（续表）

维生素	作用	来源
叶酸	叶酸的活动形式四氢叶酸是体内转移“三碳基团”的辅酶，参与核苷酸的合成，特别是胸腺嘧啶核苷酸的合成，有生血作用；胎儿期缺乏易引起神经畸形	绿叶蔬菜、肝、肾、酵母较丰富，肉、鱼、乳类次之，羊乳含量甚少
维生素C	参与人体的羟化和还原过程，对胶原蛋白、细胞间黏合质、神经递质（如去甲肾上腺素等）的合成，类固醇的羟化，氨基酸代谢，抗体及红细胞的生成等均有重要作用；防止坏血病	各种水果及新鲜蔬菜中
维生素D	调节钙磷代谢，促进肠道对钙、磷吸收，维持血液钙、磷浓度及骨骼、牙齿的正常发育	鱼肝油、肝、蛋黄；人体皮肤所含7-脱氢胆固醇经日光、紫外线照射可形成
维生素K	由肝脏利用合成凝血酶原	肝、蛋、豆类、青菜；一部分维生素K由肠内细菌合成
钙	为凝血因子，能降低神经、肌肉的兴奋性，是构成骨骼、牙齿的主要成分	绿色蔬菜、乳类、蛋类含量多，豆浆中含量少于牛奶
磷	是骨骼、牙齿、细胞核蛋白、各种酶的主要成分，协助糖、脂肪和蛋白质的代谢，参与缓冲系统，维持酸碱平衡	乳类、肉类、豆类和五谷类中
铁	是血红蛋白、肌红蛋白、细胞色素和其他酶系统的主要成分，帮助氧的运输	肝、蛋黄、血、豆类、肉类、绿色蔬菜、杏、桃中；乳类含量较少，羊乳尤少
铜	对制造红细胞、合成血红蛋白和铁的吸收起很大作用，与许多酶如细胞色素酶、氧化酶的关系密切，存在于人体红细胞、脑、肝等组织内，缺乏时引起贫血	肝、肉、鱼、海蛎、全谷、硬果、豆类
锌	为不少酶的组成成分，如与能量代谢有关的碳酸酐酶，促进CO_2交换与核酸代谢有关的酶，调节DNA复制转录，促进蛋白质合成，还参与和免疫有关酶的作用；缺乏时胸腺萎缩免疫力低下、发育受阻，矮身材、食欲差，有贫血、皮炎、肠炎等，性发育差，男性需要量高于女性	鱼、蛋、肉、禽、全谷、麦胚、豆酵母等，动物性食物利用率高
镁	构成骨骼和牙齿成分，激活糖代谢酶，与肌肉神经兴奋性有关，为细胞内阳离子，对所有细胞代谢过程都重要，常与钙同时缺乏，导致手足搐搦	谷类、豆类、干果、肉、乳类
碘	为甲状腺素T3、T4主要成分，缺乏时引起单纯性甲状腺肿及地方性克汀病	海产如海带、紫菜、海鱼等，含碘丰富

课堂练习

填空题：

1. 儿童所特有的热能消耗是（　　）的需要。

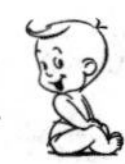

2. 具有促进胶原合成、使铁还原作用的维生素是(　　)。

3. 脂溶性维生素包括(　　)、(　　)、(　　)、(　　)四种，水溶性维生素包括(　　)、(　　)两大类。

4. 儿童膳食中所供热能占总热量20%～30%的营养素是(　　)。

5. (　　)是人体内含量最多的一种无机盐。

6. 能量消耗包括(　　)、(　　)、(　　)、(　　)和(　　)五个方面。

7. (　　)缺乏时可导致多发性神经炎、心脏过大、浮肿，俗称"脚气病"。

8. 脂肪的营养价值最重要的是取决于脂肪酸的性质，含(　　)越多，越接近机体需要，营养价值就越高。

选择题：

1. 具有保护和固定内脏器官功能的营养素是(　　)。

A. 脂类　B. 蛋白质　C. 碳水化合物　D. 微量元素

2. 富含钙的食物是(　　)。

A. 虾皮　B. 猪肝　C. 胡萝卜　D. 西红柿

3. 患有"夜盲症"的人可能是体内缺乏维生素(　　)。

A. 维生素 A　B. 维生素 B1　C. 维生素 C　D. 维生素 D

4. 人体中枢神经系统所能利用的产能营养素是(　　)。

A. 碳水化合物分解成的葡萄糖　B. 脂肪

C. 蛋白质　D. 维生素

5. 含有丰富维生素 A 的食物是(　　)。

A. 动物肝脏　B. 豆制品　C. 米、面　D. 绿色蔬菜

6. 克汀病的发生是由于缺乏(　　)。

A. 钙　B. 铁　C. 维生素 A　D. 碘

7. 有利于钙吸收的维生素是(　　)。

A. 维生素 A　B. 维生素 B　C. 维生素 C　D. 维生素 D

8. 人体热能的主要食物来源为(　　)。

A. 蛋白质　B. 碳水化合物　C. 脂肪　D. 无机盐

问答题：

1. 简述蛋白质的作用。

2. 简述儿童贫血的生理表现，在生活中如何预防缺铁性贫血？

第二节　婴儿喂养

婴儿喂养的方式有母乳喂养、混合喂养及人工喂养 3 种。

一、母乳喂养

母乳是婴儿最理想的天然食物，对婴儿健康的生长发育有着不可替代的作用。婴儿在

出生后 2 小时内可开始按需哺喂母乳。一般健康母亲可提供足月儿正常生长到 4～6 个月所需要的营养素、能量和液体量。

(一)乳汁的成分

乳汁成分随产后不同时期而有所改变。按 WHO 规定，产后最初 4 天内分泌的乳汁为初乳，质稠色黄，相对密度较高，含脂肪量少，含蛋白质多，主要为免疫球蛋白，有丰富的微量元素，最适合新生儿需要。5～14 天的乳汁为过渡乳，含脂肪高，蛋白质及矿物质逐渐减少。第 14 天后为成熟乳，蛋白质含量更低，10 个月以后的乳汁为晚乳，其分泌量减少，营养成分降低。晚乳在量和成分方面都不能满足小儿的需要。

1. 蛋白质

母乳中含有较多的白蛋白和球蛋白，遇胃酸时凝块较小，而凝块较大的酪蛋白含量较少，有利于婴儿消化。含有较多的必需氨基酸，能促进婴儿神经系统和视网膜的发育。

2. 脂肪

母乳脂肪颗粒小，含有不饱和脂肪酸和脂肪酶，易于消化、吸收。

3. 糖类

母乳中糖类的主要成分是乙型乳糖，占糖类总量的 90%，其可促进双歧杆菌和乳酸杆菌的生长，抑制大肠杆菌繁殖，使婴儿很少发生腹泻。

4. 维生素和矿物质

母乳中钙磷比例(2∶1)适宜，有利于钙的吸收，锌利用率高，铁含量与牛乳相似，但人乳中铁吸收率(49%)大于牛乳(4%)，有助于婴儿发育。人乳中维生素 D 含量较低，应鼓励家长让婴儿出生后尽早开始户外活动，或适当补充维生素 D。人乳中维生素 K 含量也较低，除鼓励乳母合理膳食多吃蔬菜水果外，乳母应补充维生素 K，以提高乳汁中维生素 K 的含量，所有新生儿应补充维生素 K，预防其缺乏。

5. 酶

母乳中含有较多的淀粉酶、乳脂酶等消化酶，有助消化。

6. 免疫因子

母乳中含有不可替代的免疫成分。尤其是初乳中含 sIgA，早产儿母亲乳汁中的 sIgA 高于足月儿，人乳中的 sIgA 在胃中稳定，不被消化，可在肠道发挥作用。能黏附在肠黏膜表面，有效抵抗病原微生物的侵袭；初乳中的乳铁蛋白是重要的非特异性防御因子。

(二)母乳喂养的优点

1. 满足婴儿的营养需求

母乳中不仅含有适合婴儿消化吸收的各种营养物质，且比例合适。随着婴儿生长发育和需要的变化，母乳的质和量会有相应的改变，减少了发生营养不良的可能性。

2. 增强免疫

通过母乳，婴儿能获得免疫因子，增加自身抵御能力，减少疾病。

3. 喂哺简便

母乳的温度适宜，不易污染，省时、方便、经济。

4. 增加母婴的情感交流

由母乳喂养，使婴儿能频繁地与母亲皮肤接触，母亲的抚摸，温柔的话语，都使婴儿获得安全感；与母婴目光的对视，有利于促进婴儿心理与社会适应性的发育。

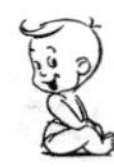

5. 母亲哺乳的益处

母亲哺乳时可产生催乳激素，促进子宫收缩，加速子宫复原；减少乳腺癌和卵巢癌的发病率。

二、混合喂养

指母乳与牛乳或其他代乳品混合使用的一种喂养方法，分补授法和代授法两种。

1. 补授法

当母乳分泌量确实不足而无法改善，或其他原因不能完全由母乳喂养时，先喂母乳，将乳房吸空，再补充代乳品，以帮助刺激母乳分泌，称为补授法。

2. 代授法

乳汁足够，但因特殊原因不能完全承担哺喂，不得不实行部分母乳喂养时，可用代乳品1次或数次代替母乳，称为代授法。

三、人工喂养

婴儿以其他代乳品完全代替母乳喂养，称为人工喂养。由于代乳品所含营养与母乳差异较大，且操作程序繁杂，易被污染，因此人工喂养是万不得已才采用的方法。牛乳、羊乳、马乳等均为代乳品，以所含营养成分与人乳接近程度看，牛乳是最常用的代乳品。

（一）乳品及代乳品

1. 鲜牛乳

鲜牛乳经过稀释、加糖、煮沸而改变性质，适宜于婴儿。一般加5%～8%的蔗糖。

2. 全脂奶粉

由鲜牛奶经加工处理后，制成干粉，较鲜牛乳易消化并减少过敏的可能性，且便于贮存。按重量1∶8(1份奶粉加8份水)或按容量1∶4(1勺奶粉加4勺水)配成牛奶，其成分与鲜牛奶相似。

3. 蒸发乳

鲜牛乳加热蒸发浓缩50%容量。常用于胃容量小而营养素需要量大的低体重新生儿。

4. 酸牛乳

酸牛乳的凝块细小，使胃酸消耗减少，易于消化，并有一定的抑菌功能，不仅适用于健康小儿，对消化不良小儿也适用。

5. 婴儿配方奶粉

全脂奶粉经加工处理，调整白蛋白与酪蛋白的比例，除去大量饱和脂肪酸及矿物质，使之适于婴儿消化能力和肾功能。加入不饱和脂肪酸和乳糖、强化婴儿生长时所需的微量营养素，使成分更接近母乳，可直接加水使用。根据配方不同，可供应不同月龄的婴儿使用。

6. 羊乳

其成分与牛乳相仿，但维生素B12含量较少，叶酸含量极低，长期喂羊乳易致巨幼细胞性贫血。

7. 其他代乳品

以大豆为主要成分，因大豆中含有多种必需氨基酸，营养价值比一般谷类高，但消化吸收不如乳类容易。适用于奶类制品获得困难的地区或对牛乳蛋白过敏的婴儿。

人工喂养的婴儿应注意选择适宜的奶瓶和奶头，奶头的软硬度与奶头孔的大小应适宜，奶头孔的大小应以奶瓶盛水倒置时液体呈滴状连续滴出为宜。奶温应与体温相似，哺喂前先将乳汁滴在成人手腕内侧测试温度，若无过热感，则表明温度适宜。每次配乳所用食具、用具等均应洗净、消毒。喂奶时应将婴儿抱起，斜卧于喂食者怀中，奶瓶于斜位，使奶头充满乳汁，以避免小儿在吸奶同时吸入空气。哺喂完毕竖抱轻拍小儿后背，促使其将吞咽的空气排出。婴儿的食量个体差异很大，初次喂乳后，要观察小儿食欲、体重以及粪便的性状，随时调整乳量。正确的喂养使小儿发育良好，大便正常，喂奶后安静或入睡。

(二)辅助食品的添加

随着婴儿月龄的增加，对食物质和量的需求不断增加。母乳中所含的铁、维生素等均不能满足小儿生长发育的需要。所以无论哪种喂养方式的婴儿都应在适当的时候添加各类辅助食物。

1. 添加原则

(1)添加方式：根据小儿营养需要及消化能力循序渐进，适应一种食品后再增加一种，从少到多，从稀到稠，从细到粗，逐步过渡到固体食物。

(2)添加时机：天气炎热或患病期间，应减少辅食量或暂停辅食，以免造成消化不良。

(3)食物质量：添加的食品应单独制作，不要以成人食物代替辅食，以保证质量。

2. 添加顺序

婴儿断奶是一个从完全依靠乳类喂养逐渐过渡到多元化食物的过程。一般出生后4～6个月开始添加辅食，为完全断奶作准备。断奶时间一般在生后10～12个月，逐渐减少哺乳次数、增加辅助食品。如遇夏季炎热或婴儿疾病时宜延迟断奶，但一般不超过1.5～2岁。

表4－3 辅助食品添加的顺序

月龄	添加辅食	供给的营养素
1～3个月	水果汁、菜汤、鱼肝油制剂	维生素A、C和矿物质、维生素A、D
4～6个月	米汤、米糊、稀粥等、蛋黄、鱼泥、豆腐、动物血	补充热能： 动物、植物蛋白质，铁、维生素、纤维素、矿物质
7～9个月	粥、面、饼干、蛋、鱼、肝泥、肉末	补充热能： 动物蛋白质、铁、锌、维生素
10～12个月	稠粥、软饭、挂面、馒头、面包豆制品、碎肉、油	供给热能： 维生素、蛋白质、矿物质、纤维素

四、常见问题

(一)溢乳

15%的婴儿常出现溢乳，可能因过度喂养、不成熟的胃肠运动类型、不稳定的进食时间引起。同时，婴儿胃呈水平位置，韧带松弛，贲门括约肌松弛，幽门括约肌发育较好，使小于6个月月龄的婴儿常出现胃食道反流。此外，喂养方法不当，如奶头过大、吞入气体过多时，婴儿也常常出现溢乳。

(二)食物引入时间不当

过早引入固体食物影响人乳铁的吸收。增加食物过敏和肠道感染的机会；过晚引入其

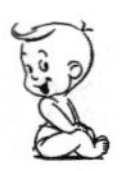

他食物，错过味觉、咀嚼功能发育的关键年龄，则造成进食行为异常、断离人乳困难、婴儿营养不良等问题。

（三）能量摄入不足

8～9个月月龄的婴儿可接受能量密度较高的成人固体食物，如经常食用能量密度低的食物（汤面、稀粥），或摄入液体过多，婴儿可表现进食后不满足，体重增长不足甚至下降，或常于夜间醒来要求进食。

（四）进食频繁

胃排空与否与消化能力密切相关。6个月月龄后婴儿进食仍然频繁，或延迟停止夜间进食，使胃排空不足，影响婴儿食欲。一般安排婴儿一日六餐有利于消化系统。

（五）换乳困难

6个月月龄左右的婴儿应逐渐由人乳喂养转换配方乳喂养，婴儿常出现拒绝吸吮现象。首先应排除婴儿对牛奶蛋白过敏。配方奶替代人乳时，婴儿对配方奶味道和人造乳头有一适应过程，抚养人应有耐心，可在婴儿饥饿时用配方奶替代人乳，或先喂食配方奶后喂食人乳，或用两条硅胶管分别粘在母亲的乳头上，婴儿吸吮时配方奶同时被“虹吸”摄入，“混淆”婴儿的味觉以逐渐适应。

课堂练习

填空题：

1. 婴儿喂养包括（　　）、（　　）、（　　）三种方式。
2. 母乳中含有丰富的（　　），是促使新生儿脑细胞发育的重要物质。
3. 提高母乳喂养成功率的新措施是早开奶和（　　）。
4. （　　）是婴儿最理想的天然食物，对婴儿健康的生长发育有着不可替代的作用。
5. 母乳的种类可分为（　　）、（　　）、（　　）和晚乳。
6. 政府和卫生部门把每年的（　　）定为“全国母乳喂养宣传日”。
7. 长期饮用鲜羊奶容易导致儿童患（　　）疾病。

选择题：

1. 在婴儿3个月后，应添加的最为重要的营养素是（　　）。
   A. 钙　　B. 铁　　C. 碘　　D. 锌
2. 因母乳不足或母亲不能按时给婴儿喂奶，须加喂牛奶或其他乳品，这属于（　　）。
   A. 混合喂养　　B. 人工喂养　　C. 母乳喂养　　D. 辅助喂养
3. 母乳是婴儿的天然食物，根据不同的情况可以适当延长喂养时间，但最长不应超过（　　）。
   A. 1岁　　B. 2岁　　C. 3岁　　D. 4岁

问答题：

1. 简述辅食添加原则。
2. 简述母乳喂养的优点？

第三节　儿童、少年膳食安排

一、安排原则

儿童、少年的膳食安排应符合下列原则：满足生理需要，合理烹调制作，适合消化功能，保持良好食欲。

（一）幼儿膳食

食物制作要细、软、碎，易于咀嚼、便于消化；逐渐增加食物品种及花色，并注意养成孩子良好的习惯，定时进餐、不挑食、不吃零食等；饮食次数以每日 3 餐＋2～3 次点心和（或）乳品为宜。

（二）学龄前儿童膳食

计算食物的数量时，要力求各营养素之间的比例合理，食物供给量和需要量之间的平衡。蛋白质、脂肪、糖类所提供的热能各占总能量的 10％～15％、20％～30％、50％～60％。动物蛋白及豆类蛋白不少于总蛋白的 50％。按照早吃好、午吃饱、晚吃少的原则，将食物恰当地进行分配，每餐食物热量分配比例为：2/5、2/5、1/5.

（三）学龄儿童膳食

食物种类同成人，早餐要保证高营养价值，以满足上午学习集中、脑力消耗多及体力活动量大的需求。提倡课间加餐。

（四）青春期少年膳食

青春期少年体格发育进入高峰时期，尤其肌肉、骨骼的增长突出；各种营养素如蛋白质、维生素及总能量的需要量增加。女孩因月经来潮，在饮食中应供给足够的铁剂。

二、培养儿童良好的饮食习惯

（一）儿童进食特点

1. 进食量减少

1 岁以后，儿童生长逐渐平稳，因此儿童进食相对稳定。较婴儿期旺盛的食欲相对略有下降。

2. 心理行为影响

儿童神经心理发育迅速，对周围充满好奇，表现出探索性行为，进食时也表现为强烈的自我进食欲望，成人如忽略了儿童的要求，仍按婴儿的方法喂养，儿童可表现出不合作与违拗心理。而且儿童注意力易被分散，进食时玩玩具、看电视行为可降低对食物的注意力，使进食下降。应允许儿童参与进食，满足其自我进食欲望，培养独立进食能力。

3. 家庭成员影响

家庭成员进食的行为和对食物的反应可作为儿童的榜样。儿童的进食过程会影响以后接受食物的类型。在积极的社会作用下（如奖励），或在愉快的氛围中进餐，儿童对食物的偏爱会增加，强迫进食可使儿童不喜欢某些食物。

4. 食欲波动

儿童有自己的能量摄入的判断能力。这种能力不但在一餐中表现出来，连续几餐都可

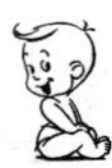

被证实。经研究显示，儿童餐间摄入的差别可达40%，但一日的能量摄入比较一致，只有10%的变化。

(二)培养措施

1. 在孩子的婴幼儿期喂食各种味道的食物

让舌头尽早接受各种味道的刺激，能促进味觉发育完善，产生良好的适应性。所以，年轻的父母要尽早给孩子品尝多种口味的饭菜。

2. 食物多样，不偏食

家长和老师要培养儿童对各类食物和各种营养的喜爱，不偏食、不挑食，让孩子自觉地形成正确的饮食行为，家长或者教师一定要起到良好的示范作用。

3. 定时开饭，讲究卫生

让孩子每天都能按时就餐，教会孩子讲究卫生，做到饭前洗手，饭后漱口。

4. 营造儿童就餐环境与氛围

营造环境为孩子创造一个祥和、安宁、轻松的就餐环境与气氛，不要在吃饭前和吃饭时教训、责骂孩子，不要让孩子边吃边玩，也不要一边吃，一边看电视或看书。每餐吃饭的持续时间宜为20～30分钟，要让孩子养成细嚼慢咽的习惯。

5. 培养孩子做力所能及的事

随着年龄的增长，家长要让孩子做些力所能及的劳动，如择菜、淘米。在八九岁时，可教他们烧饭炒菜，从煮鸡蛋、煮粥开始，到中学时代，就能会做一般的家常饭菜，如此，不仅能培养孩子的独立生活能力，还能使他们长大后热爱饮食生活。

第四节　食品安全

一、食品卫生

学校应加强对饮食卫生的管理，在食品选购、烹饪、食物储存等各个环节的食物卫生，同时加强对保教人员和炊事人员的卫生监督，确保儿童卫生健康。

(一)安全购物

购物时必须按计划采购，杜绝采购霉烂变质的食品、蔬菜、瓜果以及保质过期的产品。必须在有效期内使用完所购回的食品，预防食品潮解、霉烂变质、黄曲霉变等，以免导致急慢性食物中毒。

(二)避免有害物质

在烹饪过程中要避免有害物质的产生或去除有毒有害物质。

(1)应避免用铅、锌、铝制品盛装食物，烹饪食物。可引起铅、锌、铝制品导致人体慢性中毒。

(2)避免食用发芽的马铃薯。因马铃薯的芽及牙根处含有龙葵素毒素，可引起中毒症状。中毒症状为恶心呕吐、腹痛腹泻，严重者体温升高、昏迷。

(3)扁豆、四季豆等一定要熟透后再吃。以免扁豆或四季豆毒素没有被完全破坏，引起中毒。

(4)鲜黄花必须用开水烫后捞出沥干水分，再以烹调或先用水浸泡，然后再彻底加热。

(5)豆浆必须煮沸后才能食用,因生豆浆含有皂素、抗胰蛋白酶等有害物质,对胃肠道黏膜有刺激作用,可引起呕吐、腹泻。豆浆在煮沸过程中可出现“假沸”现象,必须予以鉴别。

(6)食物尽量采用蒸、煮、炒等方式,避免烘烤、烟熏方法,因为这样可避免食物中的蛋白质、脂肪和糖类焦化,产生致癌物质。

(三)注意食物的存储

为了防止食物腐败变质,延长食物的可供食用的期限,可对食物采取的各种加工措施。

(1)生肉不要在常温中放置时间过长,要及时烹制;生、熟食物的容器、刀、案板必须分开;熟食品应及时食用,隔夜、隔餐食品应低温储藏,再食用前要充分加热,提倡“现买、现做、现吃”。

(2)粮食类食物宜存储在低温通风的地方,主要防霉、防虫和防鼠,做饭菜要有计划,做到按人数供应饭菜,放置时间不宜过长,尽可能不剩饭菜。

二、炊事人员卫生

(1)炊事人员必须保证身体健康,每年要进行 1～2 次的体检,接受卫生知识培训,凭借卫生部门颁发的合格证上岗。若患有痢疾、伤寒、肺结核、化脓性皮肤病(生疮、长疱疹)等传染疾病时,应及时治疗并调离炊事工作岗位。

(2)炊事人员应养成良好的卫生习惯,勤洗头、勤换衣服、勤剪指甲,工作时必须穿工作服,工作帽要包住头发,带好口罩,做饭前洗手。

三、预防食物中毒

(一)食物中毒的特点

虽然食物中毒的原因不同,症状各异,但一般都具有如下临床特征:

(1)潜伏期短,大约在进食后半个小时后发病,多为群体性,几乎同时出现一批患儿,时间集中、突然爆发、来势凶猛。

(2)患儿临床表现相似,且多以呕吐、腹泻等急性胃肠道症状为主。

(3)患儿发病与食入某种食物有关,都食用过同一种食物,不食者不发病。

(4)一般人与人之间不传染,停止食用该种有毒食物后,发病即可控制。

(5)有明显的季节性,夏秋季是食物中毒的多发季节。

(二)食物中毒的处理

(1)向患儿了解发病前后进食情况,一旦确定为食物中毒,应立即抢救,并向所在地卫生部门报告。

(2)催吐:如果进食时间在 1～2 个小时内,可使用催吐的方法。最简便的方法是用筷子或手指等刺激咽喉,引发呕吐;或用食盐 20 克加开水 200 毫升溶化,冷却后一次喝下,也可多喝几次;还可将鲜生姜 100 克捣碎取汁,用 200 毫升温水冲服。如果吃下去的是变质的荤食品,则可服用十滴水来促使迅速呕吐。但因食物中毒导致昏迷的时候,不宜进行人为催吐,否则容易引起窒息。

(3)导泻:如果进餐的时间较长,已超过 2～3 个小时,而且精神较好,则可服用泻药促使中毒食物和毒素尽快排出体外。

(4)解毒:如果是吃了变质的鱼、虾、蟹等引起食物中毒,可取食醋 100 毫升,加水 200 毫升,稀释后一次性服下。此外,还可采用紫苏 30 克、生甘草 10 克一次煎服。若是误食了变质的饮料或防腐剂,最好是用鲜牛奶或其他含蛋白的饮料灌服。一般毒素吸收后多由肝脏

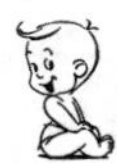

解毒,然后由肾脏随尿排出,能饮水的患儿可口服大量液体,能起到排毒作用。

(5)卧床休息,饮食要清淡,先食用容易消化的流质或半流质食物,如牛奶、豆浆、米汤、藕粉、蒸鸡蛋羹、馄饨、米粥、面条。避免有刺激性的食物如咖啡、浓茶等含有咖啡因的食物以及各种辛辣调味品,如葱、姜、蒜、辣椒、胡椒粉、咖喱、芥末等,多饮盐糖水。吐、泻、腹痛剧烈者暂禁食。

(6)如症状无缓解的迹象,甚至出现失水明显、四肢寒冷、腹痛腹泻加重、面色苍白、大汗、意识模糊,应立即送医院救治,否则会有生命危险。

课堂练习

选择题:

1. 吃了下列食物不会引起食物中毒的是( )。
   A. 发芽的马铃薯　　B. 新鲜红薯
   C. 新鲜黄花菜　　D. 霉变的甘蔗
2. 蔬菜在加工烹调等过程中,下列作法不利于保护维生素的是( )。
   A. 先洗后切　B. 大火急炒　C. 加少量碱　D. 现炒现吃
3. 脂肪可促进( )的吸收。
   A. 维生素　B. 水溶性维生素　C. 脂溶性维生素　D. 所有营养素
4. 细菌性食物中毒多发生于( )。
   A. 春季　B. 秋季　C. 冬季　D. 夏季
5. 从食品卫生的角度考虑,炒菜用的锅应该不用下列材料中的( )来制造。
   A. 铝合金　B. 铁　C. 铜　D. 不锈钢
6. 食品受到带有沙门氏菌的水禽蛋而污染,这种污染属于( )污染。
   A. 生物性　B. 化学性　C. 霉变食品　D. 放射性
7. 因食用含有亚硝胺化合物的食品而引起的食物中毒属于( )食物中毒。
   A. 细菌性　B. 化学性　C. 霉变食品　D. 毒蕈
8. 下列各类物质中不属于三大致癌物质的是( )。
   A. 黄曲霉毒素　　B. N-亚硝基化合物
   C. 苯并芘　　D. 大肠杆菌
9. 下列叙述中不是食物中毒特点的是( )。
   A. 有共同的饮食史　　B. 直接互相传染
   C. 症状相似　　D. 潜伏期短、来势急剧
10. 儿童膳食的加工烹调法,宜采用( )。
   A. 煎、炸、烤　　B. 蒸、炖、滑炒
   C. 炖、滑炒、炸　　D. 蒸、烤、熏

问答题:

1. 食物中毒的特点是什么?如何进行急救?
2. 在烹饪过程中如何预防食物中毒?

第五章 常见意外的预防及处理

意外事故,已成为儿童死亡和致残的重要原因。儿童活泼好动,什么都想去看一看,摸一摸,经常接触危险的环境,做危险的事情,因此很容易发生意外事故。幼儿园、学校除了对儿童进行适当的安全教育外,还必须建立起必要的安全制度和采取安全措施,以保障儿童的健康。

第一节 学校安全措施和安全教育

一、安全措施

(一)提高安全意识,建立健全的规章制度

幼儿园、学校内发生的意外伤害,往往是由于机构内各项规章制度不健全,工作人员安全意识不强,安全措施不到位造成的,所以应健全各项规章制度,加强全体人员的职业道德教育,牢固树立"安全第一"的思想,明确岗位职责,克服麻痹思想,经常督促检查,杜绝事故发生。

(二)组织好儿童的活动

每次活动前做好充分的准备工作,向儿童提出活动的具体注意事项,配备足够数量的保教人员,活动过程中保教人员要全面细致地照顾儿童,确保儿童在保教人员的视线范围内从事活动。幼儿园应建立接送制度,防止幼儿走失,防止冒领,交接班时应清点人数。

(三)环境设施要安全卫生

幼儿园、学校内建筑设备要符合安全卫生要求,并定期检修,发现问题及时处理。运动器械如滑梯、木马、转椅、秋千要随时检查,并保持表面光滑和坚固。房屋、门窗、底板、楼梯、栏杆要定期检修,确保儿童安全。

(四)加强特殊物品的管理

建立严格的药品保管制度。内服药、外用药、消毒剂均需标签清楚,分开放置,专人保管,不给儿童随手捡来的机会。给儿童用药前,要仔细核对姓名、药名、剂量,切勿拿错药或服用过量。

避免儿童近距离接触有毒物品,如各类杀虫剂、消毒剂、油漆、卫生球等。在为幼儿园、学校消毒时,要注意降低消毒剂的浓度,使用杀虫剂时,要让儿童暂时离开喷杀农药的环境。

二、安全教育

(一)遵守学校的安全制度

经常性多渠道地教育儿童遵守各项规章制度,教育儿童不得随便离开自己的班级,有事

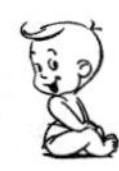

必须要征得老师的同意，遵守秩序，出入教室和上下楼梯时不要拥挤，运动、游戏时遵守规则，不做危险的游戏或活动。

(二)遵守交通规则

儿童常常因为不懂或不遵守交通规则而发生车祸，要教育儿童遵守公共交通秩序。走人行道、不在马路上玩耍、打闹、踢足球等。

(三)懂得生活中潜在的危险

懂得“水、火、电”的危险，通过多种渠道向儿童展示它们对人的用途和对人的危害。据统计1～4岁儿童发生溺水，以误入水中淹溺为主，其次是游泳时溺水。儿童平衡和自救能力差，误入水中无挣扎和自救能力，很容易溺水。教育儿童在距水边较近的地方玩耍时要注意安全。教育儿童防火用电的基本知识，如不玩火等，在室外遇到雷雨，不可在大树下避雨等。不采食花、草、叶等，以免误食有毒食物。不要捡拾小物件，不能将小钢珠、豆粒、碎玻璃等小东西放进鼻子、耳朵中，不能把玩具放在口中吸吮等。

(四)教给儿童自救的粗浅知识

许多事实证明，当发生意外时，如果当事人具有救护、自救的知识，能沉着冷静地采取急救措施，往往在很大程度上争取了时间，减少事故伤害的程度。因此，在幼儿园、学校安全教育工作中，应提高儿童的自我防备和救护能力，教给他们自救的粗浅知识。

第二节　常见意外的处理

一、常见外伤处理

(一)擦伤

当不慎擦破皮肤而引起损伤时，应尽早清创处理，用无菌生理盐水或凉开水清洗，越早彻底清洗，越能预防感染发生。清洗完毕后患处不必包扎，只需每天用0.5%聚胺酮碘(碘伏)轻轻涂擦1～2次即可，涂擦范围超过创面范围2厘米左右。注意保持创面干燥、清洁，最好不要沾水，可用暴露疗法治疗皮肤擦伤，这样创面渗液少，易尽快结痂愈合，并且感染发生率低。加之聚胺酮碘刺激性很少，故不会增加患者痛苦，方法简单、实用、有效，值得提倡。

(二)割伤

1. 一般的割伤

清水或生理食盐水清洁伤口，擦上消毒药水，盖上消毒纱布，包扎固定。

2. 较严重割伤

(1)压迫止血法：直接用纱布、手帕或毛巾按住伤口，再用力把伤口包扎起来。

(2)压迫止血点：就是在出血伤口的近心部位，找到该破损动脉，用力按住，让由心脏流出的血液不能顺畅地流向伤口，减少出血量。

(3)止血带止血法：严重的血流不止时，用布条、三角巾或绳子绑在止血点上扎紧，每十五分钟略松开一次，以避免组织坏死，急送医院。

(三)扭伤

扭伤是指四肢关节或躯体部的软组织(如肌肉、肌腱、韧带)损伤，而无骨折、脱臼、皮肉破损等情况。临床主要表现为损伤部位疼痛肿胀和关节活动受限，多发于腰、踝、膝、肩、腕、肘、髋等部位。

扭伤发生24个小时内使用冰袋冷敷，以减少疼痛、出血、肿胀并防止伤势恶化。如踝扭伤后24个小时内，可先用弹性绷带或充气式固定器加以压迫防止进一步肿胀，同时将下肢抬高增加静脉血回流。24个小时后，破裂血管流血停止，这时可用热敷，促使扭伤处周围的瘀血消散。

（四）刺伤

指被锋利的东西刺或戳而受伤。刺伤多为锐性尖物所引起，这类伤易伤及深部组织和脏器，容易发生感染，特别是厌氧菌的感染。

紧急局部处理的方法：尽可能挤出损伤处的血液，用肥皂水或清水清洗伤口，用碘酒或酒精消毒，必要时外科进行伤口处理。尽可能取得原病人的血样标本。

如果被生锈的铁钉扎伤，伤口要彻底清创处理，选用抗生素预防感染，同时要注射破伤风抗毒素。

（五）鼻出血

鼻出血又称鼻衄，出血原因有很多，最常见于用手抠挖鼻痂，在发热或空气干燥时也经常发生。出血可发生在鼻腔的任何部位，但以鼻中隔前下区最为多见。处理措施：

(1)局部压迫止血：安慰病人，安静坐下，头部应该稍向前倾。压迫出血侧的鼻翼部，一般五至十分钟可止血(图5-1)。

(2)填塞止血法：可用0.5%麻黄素或1∶1000肾上腺素湿棉球填入出血侧鼻腔内，要深达出血部位。

二、常见急症的处理

（一）烧烫伤

烧烫伤包括：热力烧伤如开水、热蒸气、火焰、热稀饭、热金属；化学性烧伤如强酸强碱；电烧伤如触电、雷电击等；物理性和放射性烧伤如激光、核能等。

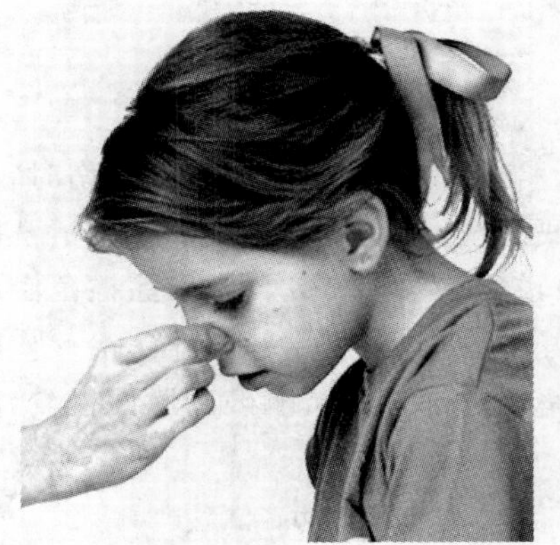

图5-1　鼻出血的处理

1. 烧烫伤判断

烧烫伤的严重程度主要根根烧烫伤的部位、面积大小和烧烫伤的深浅度来判断。

(1)一度烫伤：作用于表皮浅层，不损及基底层，局部发生红肿(红斑)、疼痛。

(2)二度烫伤：可分浅二度与深二度烫伤。浅二度，表皮坏死，与其皮分离，其皮充血，血浆外溢，组织水肿，血浆聚积于分离的表皮与真皮的缝隙之间，形成水泡。深二度烫伤达真皮层。由于表皮、真皮组织蛋白凝固，组织坏死、充血、出血、剧痛。毛囊、皮脂腺全部破坏，只留汗腺。

(3)三度烫伤：皮肤全层坏死。

2. 烧烫伤救治

烧烫伤的程度不同所采取的救护措施也不同。

(1)一度烧烫伤：应立即将伤处浸在凉水中进行“冷却治疗”，它有降温、减轻余热损伤、

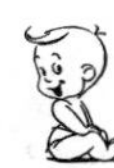

减轻肿胀、止痛、防止起泡等作用，30 分钟左右就能完全止痛。随后用万花油或烫伤膏涂于烫伤部位，这样只需 3～5 天便可自愈。

(2)二度烧烫伤：烧烫伤者经“冷却治疗”一定时间后，仍疼痛难受，且伤处出现了水泡，切忌不要弄破水泡，要迅速到医院治疗。在无菌条件下，用注射器在低位刺破水泡，然后加压包扎。

(3)对三度烧烫伤：应立即用清洁的被单或衣服简单包扎，避免污染和再次损伤，创伤面不要涂擦药物，保持清洁，迅速送医院治疗。

3. 注意事项

(1)迅速避开热源：烧烫伤发生后，要迅速避开热源，以免进一步加重病情。在火灾现场不能一边跑，一边呼救，这样会加重烧伤。

(2)迅速采取“冷疗”：首先不要惊慌，也不要急于脱掉贴身单薄的诸如汗衫、丝袜之类衣服，应迅即用冷水持续冲洗伤部，或将伤处置于盛冷水的容器中浸泡，持续 30 分钟，以脱离冷源后疼痛已显著减轻为准。等冷却后才可小心地将贴身衣服脱去。但是生石灰烧伤后一定要先去净石灰粉粒后，再用大量清水冲洗，千万不要将沾有大量石灰粉的伤部直接泡在水中，以免石灰遇水生热加重伤势。

(3)不要揉搓、按摩、挤压烫伤的皮肤，也不要急着用毛巾擦拭，以免表皮剥脱使皮肤的烫伤变重，切忌用冰水，以免冻伤。

(4)创面不要用红药水、紫药水等有色药液涂抹，以免影响医生对烫伤深度的判断，也不要用酱油等乱涂，以免造成感染或使创面加深。

(二)冻伤

1. 冻伤的原因

平常多发生于末梢血循环较差的部位或皮肤暴露部位，如手足、鼻、耳郭、面颊等处，因这些部位暴露于体外、表面积较大、皮下组织少、保温能力差而热量易发散，表现为患部皮肤苍白、冰冷、疼痛和麻木，复温后局部表现和烧伤相似。

2. 冻伤的救治

温水快速复温：将受冻部位浸泡在 42℃ 的温水中，持续到冻区软化、皮肤甲床转红后立即擦干水并换上温暖衣物。严禁火烤和雪擦，因为这些方法不利于复温后的病程发展，故有害而无益。伤者应尽快撤离寒冷环境并予以热水饮用。若无温水复温条件可将患部置于自身或他人暖和体部进行复温。

3. 冻伤的预防

加强对寒冷气候条件下工作者的防冻教育。尽量减少体温散失，着装应宽松、保暖，尤其是肢端和耳鼻颊处。鞋袜应保持干燥，手脚应保持温暖。在无法避免潮湿时，可外涂凡士林。皮靴应较大而不紧，不透水。此外应保证充足睡眠，避免过度疲劳，进食高脂、高蛋白、高维生素食物。一旦发生冻伤，应尽早进行治疗。

(三)中暑

中暑是由于高温环境或烈日暴晒，机体体温调节中枢功能障碍、汗腺功能衰竭、水电解质代谢紊乱的症状。

1. 中暑的原因

在高温(一般指室温超过 35℃)环境中或炎热烈日曝晒下从事一定时间的劳动或活动，且无足够的防暑降温的措施，常易发生中暑。有时气温虽未达到高温，但由于湿度较高和通风不良，亦可发生中暑。体弱、疲劳、肥胖、饥饿、失水、失盐、穿着紧身、发热、甲亢等常为中暑的发病因素。

2. 中暑的表现

(1)先兆中暑：是患者在高温环境中活动一定时间后，出现头昏、头痛、口渴、多汗、全身疲乏、心悸、注意力不集中、动作不协调等症状，体温正常或略有升高。

(2)轻症中暑：除有先兆中暑的症状外，出现面色潮红，大量出汗，脉搏快速等表现，体温升高至 38.5℃以上。

(3)重症中暑：包括热射病、日射病、热痉挛和热衰竭。

3. 中暑的救治

(1)先兆中暑与轻症中暑

将病人迅速撤离引起中暑的高温环境，选择阴凉通风处或装有空调的房间。平卧休息，松解或脱去衣服，用温水擦拭皮肤，以扩张血管，有利散热；还可打开电风扇，在额部、颞部涂抹清凉油、风油精等，或服用人丹、十滴水、藿香正气水等中药，并多饮用含盐分的清凉饮料。如果出现血压降低、虚脱时应立即平卧，及时送医院治疗。

(2)重症中暑

物理降温：除采用上述措施外、可用冷敷或擦浴的方式来迅速降温。

药物降温：常用的药物有氯丙嗪、异丙嗪等。

其他的治疗包括纠正酸碱平衡和电解质的紊乱、纠正休克等。

三、异物的处理

(一)眼睛异物

(1)一般异物如昆虫、灰沙等进入眼内，首先不要揉眼，因为这样反而使异物嵌入组织内而难以取出。异物多数是黏附在眼球表面，此时应轻闭双眼，有时随着眼泪分泌，异物就会被冲出来。

(2)若是飞溅的铁屑等崩入眼内，异物嵌入组织取出困难时，不能反复沾拭和来回擦拭，这样会损伤眼组织，应立即去医院接受眼科医生的治疗。

(3)当硫酸、烧碱等具有强烈腐蚀性的化学物品不慎溅入眼内时，易对眼内组织造成严重的损伤，现场急救中对眼睛及时、正规的冲洗是避免失明的首要保证。将伤眼一侧头低向水龙头的下方，用食指和拇指扒开眼皮尽可能使眼内的腐蚀性化学物品全部冲出；也可立即将脸浸入水盆中，边做睁眼、闭眼运动，边用手指不断开合上下眼皮，同时转动眼球使眼内的化学物质充分与水接触而稀释。

(4)若是生石灰溅入眼睛内，不能用手揉，也不能直接用水冲洗。因为生石灰遇水会生成碱性的熟石灰，同时产生大量热量，反而会灼伤眼睛。正确的方法是，用棉签或干净的手绢一角将生石灰粉拨出，然后再用清水反复冲洗伤眼，至少 15 分钟，冲洗后去医院检查和接受治疗。

(二)鼻腔异物

小儿常常出于好奇，将小的异物塞入鼻腔造成伤害。常见的鼻腔异物有棉花球、纸团、豆粒、糖丸等，多半是在无意中放入的。鼻腔进异物较为危险，因为一旦异物经鼻腔进入气管，那么很容易造成孩子的呼吸窒息。异物塞进鼻孔时，孩子会用自己的手去取它，却反而把它推到了深处。可用以下方法取出：

(1)用手指将没有异物的一侧鼻孔压紧，让孩子做擤鼻涕动作，将异物喷出。

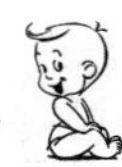

(2)用棉花或纸捻成细条状刺激鼻黏膜，使孩子打喷嚏，将异物喷出。

(3)如果异物位置太深，应立即送医院。

(三)耳部异物

异物入耳主要是由于儿童的好奇心或恶作剧将异物塞入外耳道造成的；也有因不慎将棉花、纱布等异物遗留在外耳道；动物性异物多为蚊虫、臭虫、小蟑螂等。一旦发现耳内有异物，不要用尖锐物掏挖耳朵，否则会将其推入耳朵深处，更有可能伤害到耳膜，引起感染。一般应到医院进行处理。在无法就医时，可采用以下方法：

(1)可单脚进行跳动几次，并将患侧向低处，可能将异物抖出来。

(2)如果是水进入耳朵时，可按上法跳动或以棉签轻轻探入耳中，将水分吸干。

(3)进入的动物性异物，可先滴入香油或其他油类，然后再将患耳朝向低处。或者用手电、电灯接近耳边照射外耳道，或者吹入香烟的烟雾，将小虫引出来。

(四)气管异物

气管异物是较常见的儿童意外急症，是引起儿童非正常死亡的常见原因之一。引起气管异物的原因有：儿童将纽扣、玻璃珠、硬币等物含在嘴里；在吃东西时相互追逐、打闹，将口中的食物误吸入气管内；或者家长在给孩子喂药时不注意方法，捏住孩子的鼻子强灌，导致异物进入儿童的气管。病人多于进食中突然发生呛咳、气喘、声嘶、发绀和呼吸困难。由于气管异物对人的生命危害很大，因此，一旦发生这种情况，应立即采取急救措施，尽早取出异物，以避免或减少发生窒息和其他并发症的机会。

采用海姆里克氏手法(这种急救方法是由美国医生海姆里克提出的，故此命名)，反复多次冲击上腹部，增大腹内压力，可以抬高膈肌，使气道瞬间压力迅速加大，使阻塞气管的食物(或其他异物)上移并被驱出。这一急救法又被称为“腹部冲击法”。具体方法如下：

(1)意识尚清醒的患者可采用立位或坐位，头部略低、嘴要张开，以便吐出异物。抢救者站在病人背后，双臂环抱病人，一手握拳，拳眼朝里，放于正中脐上部位，左手抱住右手，连续快速向内、向上推压冲击5～10次(图5-2)。

(2)昏迷倒地的病人采用仰卧位，头偏向一侧，抢救者骑跨在病人髋部，按上法推压冲击脐上部位，然后打开下颌，如异物已被冲出，迅速掏出清理(图5-3)。

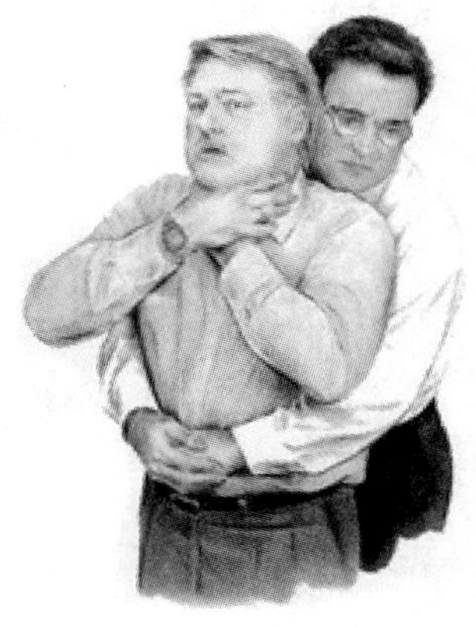

图5-2　清醒病人海氏手法

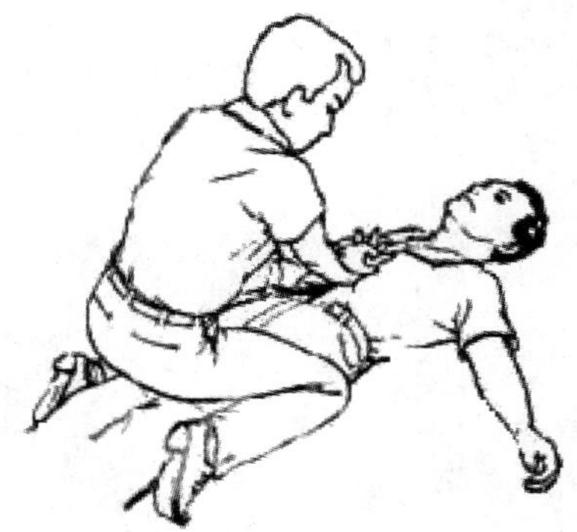

图5-3　昏迷病人海氏手法

(3)患者自救用自己的拳头和另一只手掌，或用圆角或椅背快速挤压腹部(图5-4)。

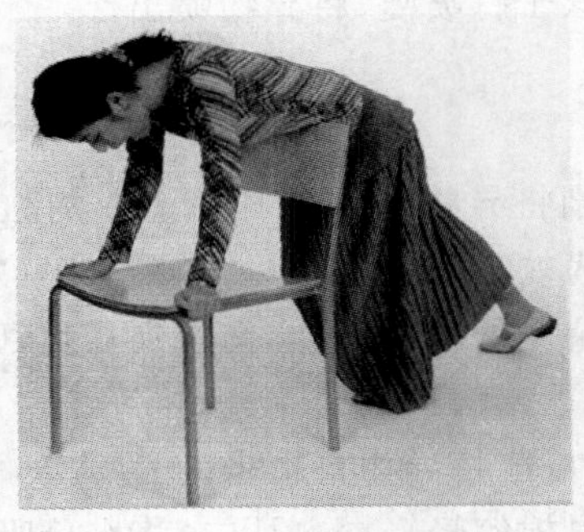

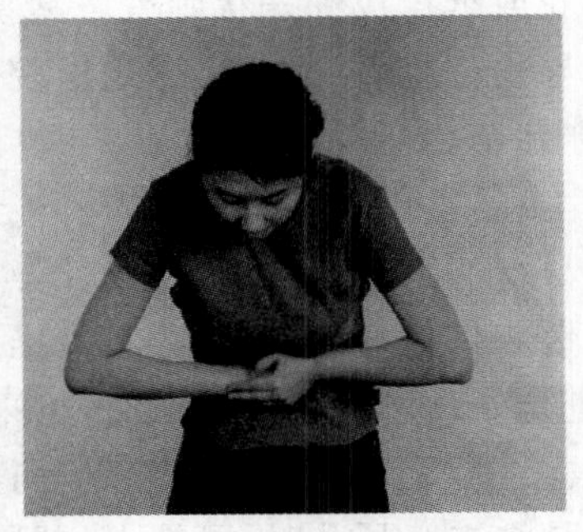

图 5-4　患者自救法

(4)对于 1 岁以下的婴儿，施救者应立即把孩子抱起来，迅速骑跨在救治者的右手臂，脸朝下，头低脚高位，左手托住患儿下颌角两侧，右手在其两侧肩胛骨中间拍击 5 次，并观察患儿是否将异物吐出。如果异物还没出来，可以把孩子翻过来，面对救护者，用左手食指和中指并拢在孩子胸部下半段按压 5 次。随时观察孩子嘴里有没有东西出来，如果患儿口内有异物，可将患儿头偏向一侧，施救者用手指轻轻将异物勾取出来，千万不要捅。以上所有动作都是在孩子的头低于胸的情况下完成的(图 5-5)。对于较大些的儿童，可采用拍背法，让儿童趴在救治者的腿上，身体前倾，胸部靠在屈曲的膝上，再用手掌在两肩胛骨之间用力连击数下，迫使堵塞物松脱吐出(图 5-6)。

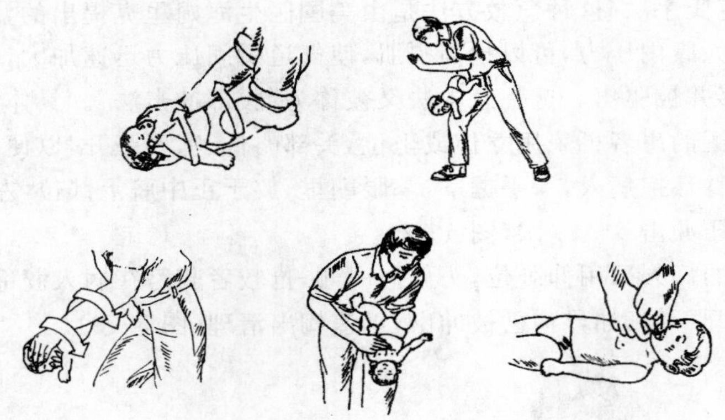

图 5-5　婴儿海氏手法

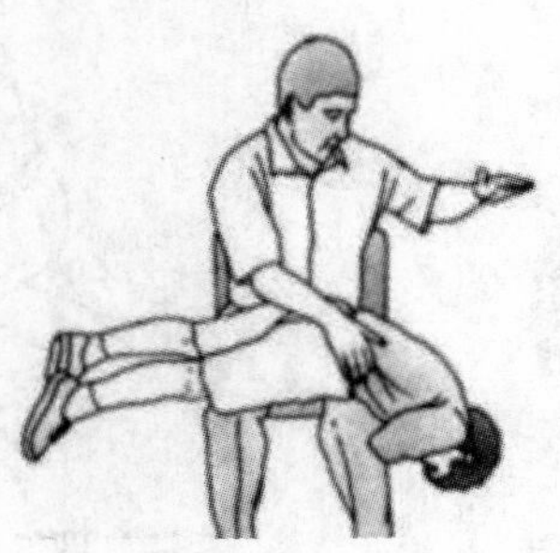

图 5-6　拍背法

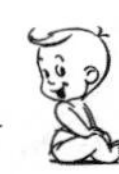

课堂练习

问答题：

1. 在体育活动中如何预防儿童意外伤害的发生，一旦发生小伤口该如何处理？
2. 为什么儿童易发生气道梗阻？如何急救？
3. 简述儿童鼻出血的紧急处理方法？

拓展阅读：

心肺复苏术

心肺复苏术(简称CPR)，是指在某些意外事故(触电、溺水、心脑血管意外等)引起呼吸终止及心跳停顿时，合并使用人工呼吸及胸外心脏按压来进行急救的技术。现场心肺复苏主要有：胸外心脏按压、人工呼吸、开放气道三部分。

呼吸、心脏骤停时间与存活率的关系：在呼吸心脏骤停后，急救越早，存活率越高，医学上有黄金四分钟之说。在四分钟内肺中与血液中原有氧气尚可维持供应，故在四分钟内迅速急救，确实做好CPR时可保住脑细胞不受损伤。在四到六分钟之间脑细胞就有损伤的可能，如持续缺氧，脑细胞因缺氧会发生不可逆的坏死。

一、判断

(一)判断环境：在确保自身安全的情况下进行施救，是急救的首要原则。

(二)判断意识：轻拍患者双肩，并大声呼叫，看其有无反应。

(三)判断呼吸：迅速让病人仰卧，解开其衣领，抢救者一手放在病人前额使其头部后仰，另一手的食指与中指抬高下颌，采用看、听、触的方法来判断呼吸是否停止(图5-7)。

1. 看：抢救者耳朵贴近病人口鼻处，头部侧向病人胸腹部，眼睛观察胸、腹起伏情况。
2. 听：抢救者在病人口鼻处听呼吸道有无气流响声。
3. 触：抢救者以自己面部接触病人口鼻，感觉有无气体排出。

(四)判断心跳：触摸病人的颈动脉有无搏动(图5-8)。

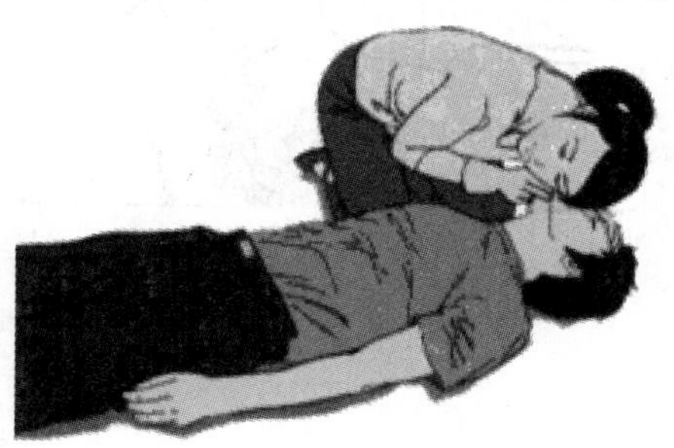

图5-7　判断呼吸

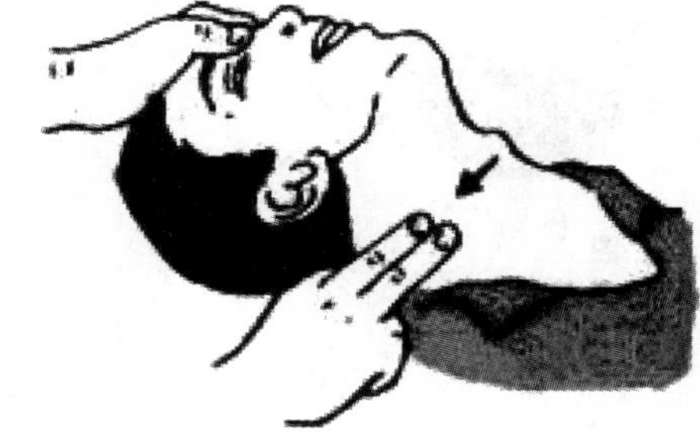

图5-8　判断心跳

二、步骤

(一)胸外按压

如病人无脉搏，立即开始胸外心脏按压(图5-9)。

病人仰卧于地上或硬板床上，抢救者位于病人一侧，解开病人衣服，暴露胸部，按压部位为双乳头与前正中线交界处。双手掌根重叠，十指相扣，利用肩、臂部肌肉力量垂直向下按压 4.0～5.0 厘米，按压比例为单人 30∶2，双人 5∶1。

婴儿则用环抱法，双拇指重叠下压 1.5～2.0 厘米，儿童则用一手掌根部下压 3.0～4.0 厘米。

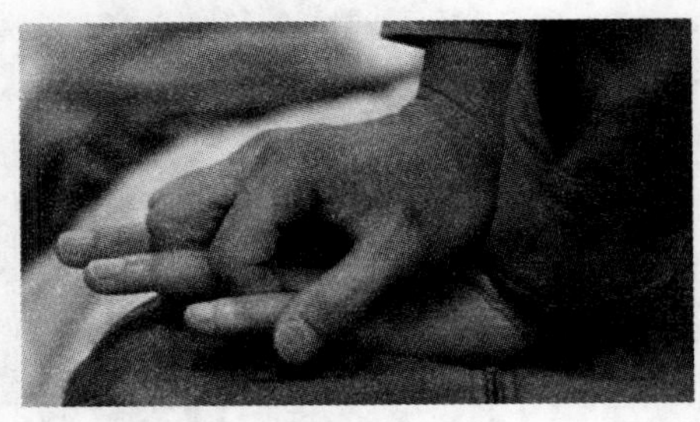

图 5-9 按压手法

（二）开放气道

仰面举颏法最常用。施救者位于病人右侧，用左手小鱼际肌放于患者前额并向后加压使头后仰，右手放在下颌骨上，将颏部上举。使病人的下颌、耳垂与地面呈 90^0。注意勿压迫颌下软组织，以免压迫气道（图 5-10）。

（三）人工呼吸

口对口吹气法最常用。病人取仰卧位，颈部后仰。抢救者以拇指和食指捏住病人的鼻孔，深吸一口气，对着病人的口吹入，吹完后松开捏鼻孔的手，让其自行出气，如此反复。注意：吹气时要捏住病人的鼻孔，口要包住病人的口，以免漏气，直至病人的胸廓稍微隆起。（图 5-11）

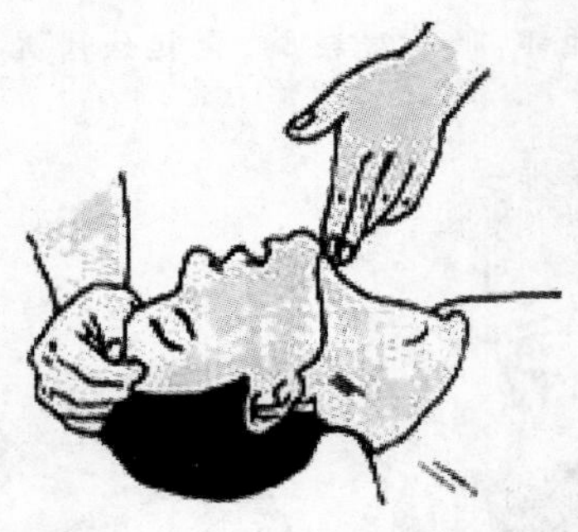

图 5-10 仰面举颏法

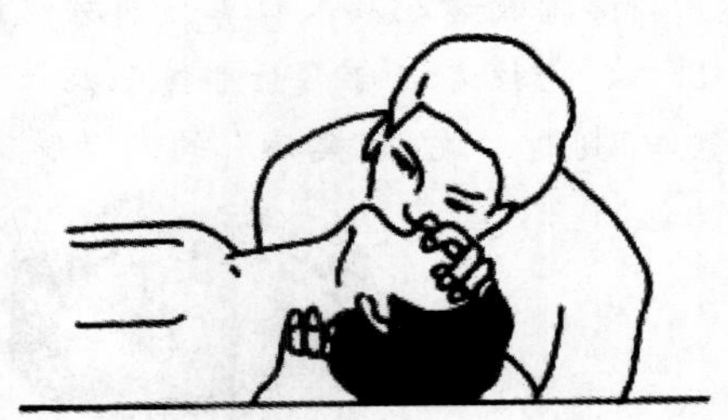

图 5-11 口对口人工呼吸

第六章 常见病的预防与处理

第一节　一般病的预防与处理

一、上呼吸道感染

（一）病因

上呼吸道感染是指鼻腔至喉部之间急性炎症的总称，是最常见的感染性疾病。90%左右由病毒引起，主要有流感病毒、副流感病毒、合胞病毒、腺病毒等。也可原发或继发细菌感染，如链球菌、葡萄球菌等，该病四季均可发病，通过含有病毒的飞沫或接触传播。常于机体抵抗力降低时，如受寒、劳累、淋雨等情况，原已存在或由外界侵入的病毒或细菌，迅速生长繁殖，导致感染。该病预后良好，有自限性，一般5～7天痊愈。

（二）临床表现

临床上常见的急性上呼吸道感染有以下几种类型。

1. 普通感冒

多由鼻病毒、副流感病毒引起，潜伏期1～3天，起病急，初期有咽干、喉痒，继而出现打喷嚏、鼻塞、流大量清鼻涕，2～3天后变为黏稠黄色的脓性鼻涕，可伴有咽痛、声音嘶哑和轻度咳嗽、不发热或低热。全身症状轻，有轻度乏力、头痛、背部及四肢酸痛。鼻咽部黏膜充血和水肿，如无并发症，一周左右痊愈。

2. 病毒性咽炎、喉炎、气管炎

急性病毒性咽炎：临床特征为咽部发痒和灼热感，轻度疼痛。体检咽部明显充血和水肿。颌下淋巴结肿大且触痛。

急性病毒性喉炎：临床特征为声嘶、讲话困难、咳嗽时疼痛，常有发热、咳嗽，体检可见喉部水肿、充血，局部淋巴结轻度肿大和触痛，可闻及喘息声。

急性病毒性支气管炎：临床表现为咳嗽、无痰或痰呈黏液性，伴有发热和乏力。其他症状常有声嘶、非胸膜性胸骨下疼痛。可闻及干性或湿性啰音。

3. 细菌性咽、扁桃体炎：多由溶血性链球菌引起。起病急，明显咽痛、畏寒、发热，体温可达39℃以上。检查可见咽部明显充血，扁桃体肿大，表面有黄色点状渗出物，颌下淋巴结肿大、压痛。

（三）治疗和预防

本病无特效治疗，注意休息，多饮水以及对症治疗。发热、头痛及肌肉酸痛可口服退热止痛药，鼻塞可用1%麻黄素液滴鼻，继发细菌感染者可用抗生素治疗。

(1)保持室内空气新鲜,温湿度适宜。卧床休息,多饮温开水,以加快毒素排泄和降低体温。

(2)监测体温,体温超过 38.5℃时给予物理降温,或给予解热药,预防高热惊厥,并观察记录用药效果。出汗后及时更换衣服。加强口腔护理,多用温水漱口,咽痛声嘶可以雾化吸入。

(3)饮食要清淡,少食多餐,给高蛋白质、高热量、高维生素的流质或半流质饮食。

积极锻炼身体,增强体质避免受凉、淋雨、过度疲劳等诱因,在上呼吸道感染流行季节尽量不去公共场所,注意居住工作环境的通风换气。

二、腹泻

(一)病因

小儿腹泻是我国婴幼儿最常见的消化道综合征,分为感染性与非感染性腹泻。其原因有:

1. 感染因素

食用了被细菌污染的食物,或食具被污染,引起胃肠道感染,夏秋季多见。

2. 非感染因素

因喂养不当引起,如喂养不定时、量过多或过少或成分不适宜;个别婴儿对牛奶或某些食物成分过敏或不耐受;受凉特别是腹部受凉引起肠蠕动过快;受惊引起自主神经功能紊乱等原因。

(二)临床表现

(1)腹泻症状较轻者,大便稀糊状或蛋花汤样,体温正常或低热,不影响食欲。

(2)腹泻严重者常因肠道内感染所致。腹泻严重的患儿可使液体丢失量增加,产生脱水现象,患儿较快地消瘦、体重减轻、精神萎靡、皮肤苍白,甚至哭而无泪。

(三)治疗和预防

(1)腹部保暖,每次便后用温水洗臀部。

(2)已有脱水,无论程度轻重,均应立即送医院治疗。可服"口服补液盐",根据药品袋上注明的量,倒入适量温开水,搅匀后即可饮用。

合理喂养婴幼儿,提倡母乳喂养,合理添加辅食,合理断奶。

三、弱视

(一)病因

眼球无明显器质性病变,而单眼或双眼矫正视力仍达不到 1.0 者称为弱视。弱视是一种严重危害儿童视功能的眼病。

1. 斜视性弱视

为了克服斜视引起的视觉紊乱及复视,视中枢主动抑制斜视眼的视觉,久而久之形成弱视。

2. 形觉剥夺性弱视

婴幼儿因睑裂缝合术、重度上睑下垂或长期遮蔽一眼阻止光线入眼,影响黄斑发育而引起的弱视。

3. 屈光不正性弱视

此症常见于双眼屈光不正而又未佩戴矫正眼镜的儿童,由于黄斑中心视细胞长期得不

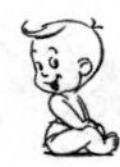

到充分刺激而引起弱视。

（二）临床表现

正常视功能包括立体视觉，即物体虽然在两眼视网膜上单独成像，但大脑能将其融合成一个有立体感的物像。

儿童弱视难以形成立体视觉，缺乏立体视觉，则不能很好分辨物体的远近、深浅等，难以完成精细的技巧，对生活学习都会带来不好的影响。

（三）治疗和预防

弱视、斜视的治疗愈早愈好，3～8 岁为治疗的敏感期。因此，早期发现，积极治疗弱视和斜视，就成为恢复患眼正常视觉功能的关键因素。

幼儿园、学校应定期给儿童检查视力，发现视力不正常者应及时通知家长请眼科医生诊治。注意纠正儿童的不良坐姿，如发现经常出现用歪头偏脸的姿势视物，应及时去医院检查。

四、蛔虫病

（一）病因

因蛔虫寄生在人体小肠所产生的疾病，为小儿时期最常见的肠道寄生虫病，过去感染率很高，尤其在农村，可达 90%以上，近年来显著下降。

蛔虫的产卵能力极强，每天约 20 万个，随大便排出体外，在适宜的温湿度下，发育成为内含感染性幼虫的卵，人吞食后，导致感染。成虫在肠内可生存 1 年左右。

人的感染主要通过污染的手，其次是受污染的食物和水，土壤中含有虫卵，儿童在活动中极易被污染，蔬菜、水果清洗不干净也可带虫卵。如果经常吸吮手指或食用前不洗手，生吃没洗干净的瓜果蔬菜，喝生水可将虫卵吞入。

（二）临床表现

（1）幼虫移行症：感染性虫卵在体内发育并随血流移行于许多组织、器官，有时可引起相应器官病变和梗阻，如过敏性肺炎、胆道蛔虫、蛔虫性肠梗阻、蛔虫性肝脓肿等。

（2）肠蛔虫病：经常发作性脐周疼痛，可有恶心、呕吐、腹泻、异嗜症。大量蛔虫寄生于肠道，可影响肠道功能，致消化和吸收障碍，引起营养不良。可有面黄肌瘦、贫血、生长发育迟缓。蛔虫病还可引起神经症状，可出现低热、精神不振、头痛、睡眠不好，夜间磨牙、易惊等。

（三）治疗和预防

选用驱虫剂驱虫治疗。粪便要无害化处理，以消灭虫卵，教育儿童要讲究饮食卫生，保持手的清洁，饭前便后要洗手，熟食要加热。生食蔬菜要洗烫干净，水果要洗净去皮，切断传播途径。

课堂练习

问答题：

1. 简述普通感冒的治疗与预防。

2. 何为蛔虫病，怎样预防蛔虫病？

第二节　常见传染病的预防及处理

一、传染病的基本特征

传染病与其他感染性疾病的主要区别在于其具有下列基本特征：

（一）有病原体

每种传染病都是由其各自的病原体引起的，包括细菌、病毒、立克次体、螺旋体等。因此，检出病原体是确诊传染病的重要依据。

（二）有传染性

是传染病与其他疾病的主要区别，传染病可通过多种途径在人群中传播，可散发，亦可暴发流行。

（三）有流行病学特征

(1)有流行性：传染病散发系指其发病率为该地区的一般水平。如发病率显著高于一般水平，则称为流行；如流行范围超过国界或洲界称为大流行。如多数病例的发病时间高度集中于一个短时间之内，则为暴发流行。

(2)有地方性：由于社会因素和自然因素的不同，有些传染病仅局限在某些地区内发生，如我国血吸虫病多见于长江流域地区。

(3)有季节性：有的传染病的发生及流行受季节的影响，如我国流行性乙型脑炎流行季节多为7、8、9三个月。

（四）感染后免疫

指人感染病原体后，能产生针对病原体及其产物（如毒素）的特异性免疫，从而可阻止病原体的侵入，限制其在体内生长繁殖或中和病原体。不同传染病感染后免疫持续时间的长短差异很大，一般而言，病毒性传染病（如麻疹、乙型脑炎等）的感染后免疫持续时间较长，可持续终生。但也有例外，如病毒（如流感）、细菌、螺旋体、原虫性感染（如细菌性痢疾、钩端螺旋体病、阿米巴病等）的感染后免疫持续时间较短；蠕虫感染（如血吸虫病、蛔虫病等）一般不产生保护性免疫，因而可出现重复感染。

二、传染病流行的三个基本环节

传染病的发生需要有三个基本条件，就是传染源、传播途径和易感人群。

（一）传染源

传染源是指病原体已在体内生长繁殖并能将其排出体外的人或动物。传染源包括下列4个方面。

1. 患者

正在发病的患者是重要的传染源，轻型患者症状轻而不易被发现。

2. 隐性感染者

在某些传染病（如脊髓灰质炎）中，隐性感染者是重要传染源。

3. 病原携带者

慢性病原携带者不显示出症状而长期排出病原体，在某些传染病（如伤寒、细菌性痢疾）

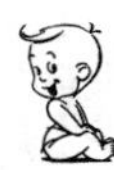

中有重要的流行病学意义。

4. 受感染的动物

某些动物间的传染病，如狂犬病、鼠疫等也可传给人类，引起严重疾病。还有一些传染病如血吸虫病，受感染动物是传染源中的一部分。

（二）传播途径

病原体离开传染源后，到达另一个易感者的途径，称为传染途径。

1. 呼吸道传播

又称空气飞沫传播，主要见于以呼吸道为进入门户的传染病，如麻疹、白喉、SARS等。

2. 消化道传播

主要见于以消化道为进入门户的传染病，如伤寒、痢疾等。

3. 接触传播

既可传播消化道传染病（如痢疾），也可传播呼吸道传染病（如白喉）。

4. 虫媒传播

见于以吸血节肢动物（蚊子、跳蚤、白蛉、恙虫等）为中间宿主的传染病如疟疾、斑疹伤寒等。

5. 血液、体液传播

见于乙型肝炎、丙型肝炎、艾滋病等。

6. 医源性传播

是由医务人员在检查、治疗和预防疾病时或在实验室进行操作过程中，因不规范操作造成的病原体传播。如献血者为乙肝携带者，受血者极易感染乙肝病毒。药物注射不换针头或因注射器消毒不严都可造成疾病的传播。

7. 母婴传播

胎盘传播、分娩损伤传播、哺乳传播和产后母婴密切接触传播。

（三）易感人群

对某一传染病缺乏特异性免疫力的人称为易感者，易感者在某一特定人群中的比例决定该人群的易感性。易感者的比例在人群中达到一定水平时，如果又有传染源和合适的传播途径，则传染病的流行很容易发生。某些病后免疫力很巩固的传染病（如麻疹），经过一次流行之后，要等待几年。当易感者比例再次上升至一定水平时，才发生另一次流行，这种现象称为流行的周期性。在普遍推行人工自动免疫的干预下，可把易感者水平降至最低，就能使流行不再发生。

三、传染病的临床特点

病程发展的阶段性，通常分为四个阶段（时期）。

（一）潜伏期

从病原体侵入人体起，至开始出现临床症状为止的时期，称为潜伏期。

（二）前驱期

从起病至症状明显开始为止的时期称为前驱期。

（三）症状明显期

急性传染病患者度过前驱期后，某些传染病（如麻疹）患者则绝大多数转入症状明显期。

（四）恢复期或后遗症期

机体免疫力增长至一定程度，体内病理生理过程基本终止，患者症状及体征基本消失，临床上称为恢复期。

传染病患者在恢复期结束后，机体功能仍长期未能复常者称为后遗症，多见于中枢神经系统传染病，如脊髓灰质炎、脑炎、脑膜炎等。

四、传染病的预防

（一）控制传染源

管理传染源，应做到早发现、早报告、早隔离治疗。多数传染病早期即具有了较强的传染性，及早发现病人是防止流行的重要措施。

1. 早发现

(1)发放"告家长通知书"，积极向家长宣传预防传染病的基本知识，并取得家长配合共同做好预防工作。

(2)落实晨检制度：幼儿园、学校晨检可及时监测儿童健康状况，是发现可疑传染性疾病的关键措施，明确专人负责儿童每日晨检，并要记录完整。

(3)幼儿园、学校工作人员在上岗之前需进行健康检查，经证明为健康合格者才能参加工作。

2. 早报告

发现可疑传染病儿童，应及时报告主管部门，同时要及时告知儿童的家长或监护人到当地医疗机构就诊。

3. 早隔离

与传染病接触者及疑似传染病人，应及早隔离，有条件的幼儿园、学校应设隔离室，隔离室用具应专用，病人的排泄物和分泌物应注意消毒。在隔离期间，该班不接收新生入班，一日生活安排照常进行，但该班儿童单独活动。检疫期满，如未发现新增病人则解除隔离。

（二）切断传播途径

1. 经常性的预防

做好日常消毒工作；教育儿童养成良好的卫生习惯；经常开窗通风保持室内空气新鲜；管理好儿童的饮食，注意炊事用具、餐具的消毒等。

(1)室内空气消毒除经常通风换气，保持儿童活动室、卧室空气新鲜外，在必要时可采用食醋熏蒸或用紫外线照射消毒。室内地面、墙角可用消毒剂喷洒，每周两次。

(2)儿童玩具消毒可在阳光下暴晒、用消毒剂浸泡等方法，每日一次。儿童被褥、衣物要勤洗勤换，并经常放于阳光下暴晒。

(3)严格执行餐具一用一消毒，给儿童食用的瓜果要洗涤干净并去皮食用。

2. 常用的消毒剂配制

(1)过氧乙酸：0.2%溶液用于手的消毒，浸泡2分钟；0.5%溶液用于餐具消毒，浸泡30～60分钟；1%～2%溶液用于室内空气消毒；1%溶液用于体温表消毒，浸泡30分钟。过氧乙酸对金属有腐蚀性，不能浸泡金属类物品。应现配现用并放于阴凉处。

(2)含氯消毒剂：常用的有漂白粉、二氯异氰脲酸钠（优氯净）等。0.5%漂白粉溶液或0.5%～1%氯胺溶液用于消毒餐具、便器等，浸泡30分钟。1%～3%漂白粉溶液或0.5%～3%氯胺溶液用于喷洒或擦拭地面、墙壁及物品表面。干粉用于消毒排泄物。漂白

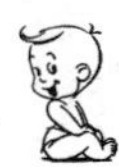

粉与粪便1∶5用量搅拌后，放置2小时，尿液每100毫升加漂白粉1克，放置1小时，消毒剂应现配现用，保存在密闭容器内，置于干燥、阴凉、通风处。因有褪色和腐蚀作用，不宜用于金属制品、有色衣物及油漆家具的消毒。

(3)乙醇：75%乙醇用于皮肤消毒，也可用于浸泡锐利金属器械及体温计。95%乙醇可用于燃烧灭菌。乙醇易挥发，故应加盖保存并定期测试，以保持有效浓度。乙醇有刺激性，不宜用于黏膜及创面消毒。应存放于阴凉、避火处。

(4)碘伏：5%碘伏溶液用于皮肤消毒；20%溶液用于消毒体温计，每次30分钟。碘伏常用的浓度为1%，可以直接涂抹皮肤和黏膜，效果好，刺激性小，是家庭和幼儿园常备外用药。碘伏稀释后稳定性差，故宜现配现用，还应密闭、避光、置阴凉处保存。

注意事项：

(1)消毒剂都有一个适用的浓度范围，因为不同浓度所需的杀菌时间和杀菌效果是不同的。如酒精，其有效的杀菌浓度是30%～90%，但最佳为75%。

(2)消毒的作用时间、使用剂量不得任意改变。避免消毒液频繁使用，最好现配现用。

(3)消毒前应将物品清洗干净，然后再进行消毒，否则会降低消毒效果。除有特殊说明之外，不同的消毒剂不能混合使用。

(三)保护易感者

1. 增强儿童体质，提高非特异性免疫能力。

2. 预防接种是保护易感人群最主要的措施。预防接种又称人工免疫，是把疫苗(用人工培育并经过处理的病菌、病毒等)接种在健康人体内使之在不发病的情况下，产生对该种传染病的抵抗力，从而达到预防该种传染病的能力。

预防接种是目前最有效、最经济的公共健康预防措施，许多传染病因预防接种后发病大大降低，其中最有成效的是1979年在世界范围内消灭了天花。20世纪70年代，世界卫生组织(WHO)提出扩大免疫规划，要求1990年全球80%以上的儿童进行卡介苗、百白破、脊髓灰质炎三型混合疫苗和麻疹减毒活疫苗的接种。1982年，卫生部颁布的《全国计划免疫工作条例》中有对儿童基础免疫程序的规定。1986年，成立了全国儿童计划免疫协调小组，颁发了新的儿童基础免疫程序，确定每年的4月25日为全国儿童预防接种日。

(1)制剂

预防接种的免疫制剂有人工主动免疫制剂和人工被动免疫制剂。主动免疫制剂具有抗原性，通过适当的途径接种到机体产生特异性自动免疫力，称为疫苗，包括灭活疫苗、减毒活疫苗等。被动免疫制剂属于特异性免疫球蛋白，具有抗体属性，使人产生被动免疫力，达到预防疾病的目的。包括抗毒素、抗毒血清和特异性免疫球蛋白等。

(2)计划免疫

儿童免疫的重要内容是计划免疫程序的制定和实施，科学规范的免疫程序不但能充分发挥预防接种的效果、节省疫苗、减少浪费，同时还可以减少接种异常反应发生。计划免疫程序包括儿童基础免疫程序和特殊人群、特殊地区需要接种疫苗的免疫程序(表6-1)。

基础免疫是指人体初次、全程和足量的进行某种疫苗的预防接种，每种疫苗基础免疫的次数和剂量不同，理想的免疫起始月龄应该是儿童体内来自母体的抗体逐渐消退，本身已具有产生免疫应答能力的年龄。以后的加强免疫，即根据疫苗的免疫持久性及人群的免疫水平和疾病流行情况适时地进行复种。这样才能巩固免疫效果，达到预防疾病的目的。

国家卫生部门将7种传染病的预防纳入了全国统一的计划免疫系统：即卡介苗、乙肝疫苗、脊髓灰质炎疫苗、百白破三联疫苗、麻疹疫苗、乙脑疫苗、流脑疫苗。地方卫生部门可根据当地的实际情况，增加预防的病种范围。

疫苗是一种生物制剂，接种后可表现出临床症状体征，称为预防接种反应。一般反应为疫苗本身引起的轻微、局限、一过性反应，如出现局部红肿疼痛或发热头痛等全身反应。异常反应常见于晕厥、变态反应等，发生率极低。一般反应不需要特殊处理，多喂水并注意让儿童多休息。有高热者，可服用退烧药，也可做物理降温，进食营养易消化的食物，多喂水并要注意观察儿童的病情变化。遇到晕针、过敏性休克应立即让儿童平卧、头部放低、口服温开水或糖水，立即请医生做紧急对症处理。

表6-1　儿童计划免疫程序表

年龄	卡介苗	乙肝	小儿麻痹糖丸	百白破	麻疹	乙脑	流脑
出生	第一针	第一针					
1足月		第二针					
2足月			第一次				
3足月			第二次	第一针			
4足月			第三次	第二针			
5足月				第三针			
6足月		第三针					初免
8足月					初免		
1岁			加强	加强	一年后加强	初免2针	加强每年
2岁				加强		加强每年	
3岁	加强						
4岁			加强	加强			
7岁	加强			加强白破	加强		
12岁				加强白类	加强		

课堂练习

填空题：

1. 传染病预防中的“三早”是指(　　)、(　　)、(　　)。

2. 传染病流行的三个基本环节是：(　　)、(　　)、(　　)。

3. 病原体的传播途径主要有：(　　)、(　　)、(　　)、医源性传播和日常生活接触传播等几种。

4. 传染源有四类，分别是(　　)、(　　)、(　　)和受感染的动物。

5. 易感者是指(　　)。

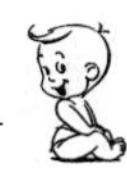

6.(　　)是保护易感人群最主要的措施。

7. 预防接种的免疫制剂有(　　)和(　　)两种。

8. 儿童出生就应该注射的疫苗有(　　)和(　　)。

选择题:

1. 预防呼吸道传染病,简便有效的措施是(　　)。
A. 用具消毒　B. 保持空气流通　C. 保护水源　D. 管理好粪便

2. 预防接种就是用人工的方法获得的(　　)能力。
A. 特异性　B. 非特异性　C. 免疫力　D. 自然的

3. 计划免疫属于(　　)。
A. 自然自动免疫　B. 自然被动免疫
C. 人工自动免疫　D. 人工被动免疫

4. 全国儿童预防接种日是(　　)。
A.4月12日　B.4月25日　C.6月7日　D.12月10日

5. 我国儿童计划免疫疫苗不包括(　　)。
A. 卡介苗　B. 脊髓灰质炎疫苗
C. 百白破联合疫苗　D. 甲肝疫苗

6. 传染病的一级预防是指(　　)。
A. 病因预防　B. 三早预防　C. 管理预防　D. 康复预防

7. 传染病最主要的特征是(　　)。
A. 具有传染性　B. 具有季节性　C. 具有地区性　D. 具有周期性

五、儿童常见传染病的预防及处理

(一)水痘

水痘是由水痘病毒引起的呼吸道传染病,传染性极强,多发于冬春季,通过接触或飞沫传染。患儿皮肤黏膜相继出现斑丘疹、水疱疹和结痂,且各期皮疹同时存在,全身症状较轻。出疹前一天至疱疹全部结痂时均有传染性,且传染性极强,任何年龄均可患病。

1. 症状

感染水痘后,潜伏期10～21天,一般2周左右,发病初期1～2天多有低热、头痛、乏力、厌食等,随后出皮疹。皮疹呈向心性分布,首发于躯干,后至面部、头皮、四肢,远端较少,水疱易破裂,痒感严重,疱疹2～4天结痂,治愈后多不留疤痕。

2. 治疗和护理

一般采用抗病毒治疗,护理较重要:保持皮肤清洁,衣服应宽大柔软,勤换洗;防止小儿搔抓皮肤,保持手的清洁,勤剪指甲,婴幼儿可戴并指手套;可用炉甘石擦剂止痒。

3. 预防:保持小儿活动室、睡眠室空气流通。流行期间少带儿童到公共场所,避免让儿童接触病人。发现病儿应及时隔离治疗,隔离期至皮疹全部干燥、结痂,没有新皮疹出现方可回班里上课。接触者检疫21天。病儿停留过的房间开窗通风3小时。

(二)麻疹

麻疹是由麻疹病毒引起的急性呼吸道传染病,既往的发病率非常高,自开展麻疹减毒活疫苗接种后,发病率明显下降。

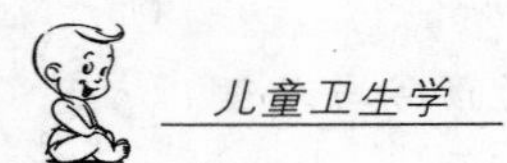

麻疹患者是唯一传染源，自接触后7天到出疹后5天均有传染性，患者口、鼻、眼部的分泌物中含有麻疹病毒，主要通过呼吸道传染，也可通过中间媒介传播，如玩具、书本、人的衣服。人群普遍易感，但病后能获得持久免疫。任何季节都可发病，以冬春季节多见，高峰在2～5月份。

1. 症状

前驱期为3～4天，可有发热、咳嗽、流涕、咽部充血等症状，眼部症状比较突出，下眼睑边缘有一条明显的充血横线，对诊断有帮助。绝大多数病人在发热后2～3天，在口腔两侧的颊黏膜上可见灰白色的小点，外周有红晕，逐渐扩大，成为“麻疹黏膜斑”。

出疹期一般3～5天，体温可突然升至40～40.5度，疹子在耳后、颈部、沿发际边缘迅速向下发展，遍及面部、躯干及上肢。第3天累及下肢和足部。皮疹为红色斑丘疹，大小不等，略高出于皮肤，压之褪色，疹间皮肤正常。

出疹3～4天后，皮疹按出疹顺序消退，退疹后，皮肤留有糠麸状脱屑及棕色色素沉着，7～10天后痊愈，此期间体温下降，全身症状好转。

2. 治疗和护理

无特效治疗，护理很重要。鼓励患儿多饮水，监测体温，衣服穿戴适宜，忌捂汗，出汗后及时更换衣服，注意保持眼、耳、口的清洁。保持室内空气新鲜。给予清淡易消化的流质饮食。注意观察有无并发症的发生。

(三)风疹

风疹是由风疹病毒引起的呼吸道传染病。风疹病毒在体外生存能力很弱，因此传染性较小。本病多发生于冬春季，以前驱期短、低热、皮疹和耳后、枕部淋巴结肿大为特征。一般病情较轻、病程短、预后良好。但孕妇感染风疹，将会导致胎儿严重损害，引起先天性风疹综合征。

1. 症状

前驱期症状较轻，表现为低热、咳嗽、流鼻涕、乏力、咽痛等类似感冒的症状，同时枕部淋巴结肿大。在发热的1～2天内开始出皮疹，从面部、颈部开始，24小时内遍及全身。皮疹一般在3天内消退。出疹期间病儿精神良好。

2. 治疗和护理

风疹患者一般症状轻微，不需要特殊治疗，主要为对症治疗。症状较显著者，应卧床休息，流质或半流质饮食。对高热、头痛、咳嗽、结膜炎者可予对症处理。

(四)猩红热

猩红热是由一种乙型溶血性链球菌引起的急性出疹性呼吸道传染病，中医称它为“烂喉痧”，主要发生在冬春季节。主要经飞沫传播，被该细菌污染的日常用品也可造成接触传播。任何年龄均可患病，但2～8岁儿童最容易被感染。临床以发热、咽峡炎、全身弥漫性猩红色皮疹和疹退后皮肤脱屑为特征。少数人在病后可出现变态反应性心、肾并发症。

1. 症状

潜伏期为2～5天。病初以发热、头痛、咽痛、呕吐为主，咽部发红、扁桃体红肿，有脓性渗出物。1～2天内出皮疹，从耳后、颈部、胸部迅速波及躯干、四肢。全身皮肤潮红、布满针尖大小的点状红色皮疹，手压可褪色。在腋窝、肘弯、腹股沟等处，皮疹细密如条条红线。面部充血潮红，口唇周围皮疹稀少，呈环口白圈。舌面光滑、舌乳头肿大，像杨梅，称“杨梅舌”。

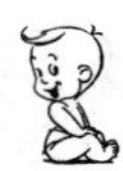

皮疹 2～4 日内消失，1 周左右开始脱皮。少数病儿可并发急性肾炎等疾病。

2. 治疗和护理

青霉素是治疗猩红热和其他链球菌感染性疾病的首选药物，急性期患儿应卧床休息，较大儿童用温淡盐水含漱。饮食以流质、半流质为宜。皮肤保持清洁，可予炉甘石洗剂以减少瘙痒。

(五)流行性感冒(流感)

流感是由流感病毒引起的呼吸道传染病。病毒经飞沫传播。人群对流感普遍易感染，常发生流感大流行。

1. 症状

潜伏期为数小时至数日。发病急，寒战、发热、体温可达 39℃以上，伴有头痛、倦怠乏力、关节肌肉酸痛等，还可出现恶心呕吐、腹泻等消化道症状。流感的全身症状明显，而呼吸道症状较轻。儿童患流感容易并发肺炎。发热 3～4 天后逐渐退热、症状缓解，乏力可持续 1～2 周。

2. 治疗和护理

早期应用抗病毒治疗，减轻临床症状，并防止病毒向下呼吸道蔓延导致肺炎等并发症。卧床休息，多饮水，给予流质或流质饮食，适宜营养，补充维生素，进食后以温开水或温盐水漱口，保持口鼻清洁。

预防：增强体质。流感流行时，少去公共场所，减少聚会；保持室内空气新鲜；注意随天气变化增减衣服；接种流感疫苗。

(六)流行性腮腺炎

流行性腮腺炎是由腮腺炎病毒引起的呼吸道传染病，又叫“痄腮”，传染性较强。主要经飞沫传播及与病人接触后传染，多发于冬、春季。易感者多为 2 岁以上儿童。

1. 症状

潜伏期约为 14～21 天。一般先于一侧腮腺肿大、疼痛，后波及对侧，约 4～5 天消肿。腮腺肿大以耳垂为中心，边缘不清，表面发热，有压痛感，张口、咀嚼特别是吃酸性食物时疼痛加重。伴有发热、畏寒、头痛、食欲不振等症状。若出现嗜睡、头痛、剧烈呕吐等症状应及时就医。

2. 治疗和护理

一般应用抗病毒治疗，可服用板蓝根，腮腺肿痛时，可冷敷，或以中草药外敷(如青黛散、紫金锭等)。病儿宜卧床休息，多喝开水，吃流质或半流质食物，避免吃酸辣食物，常漱口；隔离病儿至腮腺完全消肿。接触者检疫观察约 3 周，可服板蓝根冲剂预防，也可注射腮腺炎疫苗。

(七)病毒性肝炎

是由多种肝炎病毒引起的一组以肝脏炎症和坏死为主要表现的传染病，临床上以疲乏、食欲减退、肝肿大、肝功能异常为主要表现。根据病原学诊断，肝炎病毒至少有 5 种，即甲、乙、丙、丁、戊型肝炎病毒，分别引起甲、乙、丙、丁、戊型病毒性肝炎。另外还有一种称为庚型病毒性肝炎，较少见。

1. 症状

甲型肝炎：可分为黄疸前期、黄疸期和恢复期。黄疸前期起病急，有畏寒、发热、体温

38℃左右，全身乏力、食欲不振、厌油、恶心、呕吐、肝区痛、腹泻、尿色逐渐加深，至本期末呈浓茶色。少数病例以上呼吸道症状等为主要表现。本期持续1～21日，平均5～7日。黄疸期自觉症状可有所好转，发热减退，但尿色继续加深，巩膜、皮肤出现黄染，肝区痛、肝脏肿大，有压痛及叩击痛。恢复期黄疸逐渐消退，症状减轻以至消失，肝、脾回缩，肝功能逐渐恢复正常。

乙型肝炎：可表现为急性黄疸型肝炎和急性无黄疸型肝炎。急性黄疸型可有比较典型的临床表现，如低热、乏力、食欲减退、恶心、呕吐、厌油、腹胀、肝区疼痛、尿黄如茶水样，肝区压痛及叩痛等。而急性无黄疸型多较隐匿，症状轻，有轻度乏力、食欲不振、恶心等不适，恢复较快，常常体检化验时才被发现。

慢性乙型肝炎可分为轻度和重度。轻度：病情较轻，可反复出现乏力、头晕、食欲有所减退、厌油、尿黄、肝区不适、肝稍大有轻触痛，可有轻度脾大。重度：有明显或持续的肝炎症状，如乏力、食欲不振、腹胀、尿黄等，伴肝病面容、肝掌、蜘蛛痣、脾大，转氨酶反复或持续升高，可有肝外器官的损害。患者可出现腹水、肝性脑病及门静脉高压症引起的食管、胃底静脉明显曲张或破裂出血。

2. 病因及发病机制

(1)甲型肝炎病毒抵抗力强，能耐受60℃ 1小时，100℃ 5分钟全部灭活，对紫外线敏感，一般照射1～5分钟可灭活。在体内甲肝病毒主要在肝细胞的胞质内复制，通过胆汁从粪便中排出。

(2)乙型肝炎病毒对外界的抵抗力较强。对低温、干燥、紫外线和一般化学消毒剂均耐受。100℃加热10分钟或高压蒸汽消毒可使病毒灭活。

3. 流行病学

(1)传染源

各种急慢性病人及病毒携带者都是病毒性肝炎的主要传染源。

(2)传播途径

甲型肝炎：粪—口传播是其主要传播途径，水、食物严重污染是爆发流行的主要方式，日常生活接触是散发病例的主要传播途径。

乙型肝炎：病毒可以通过各种体液排出体外，所以病人的血液、精液、阴道分泌物、唾液都有传染性。乙肝病毒主要是经血传播：如输入全血、血浆、血清或其他血制品，通过血源性注射传播；母婴传播：如孕妇感染者通过产道对新生儿垂直传播；医源性传播：如被污染的医疗器械传播，医务人员与病人之间的传播；性接触和密切生活接触传播。

(3)易感人群

人群普遍易感，感染后可获得持久免疫力。

4. 治疗和护理

无特效治疗，对症治疗和护理较重要。

5. 预防

(1)控制传染源

包括对急性病人应隔离住院治疗，病人隔离后对其居住地方进行终末消毒，甲型肝炎的隔离自发病期算起3周。病毒携带者不能献血，避免从事饮食行业和托幼工作，注意个人卫生及经期卫生，以防唾液、血液及其他分泌物污染周围环境。

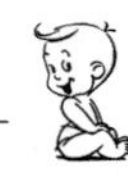

(2)切断传播途径

甲型肝炎按消化道疾病的隔离措施，如加强水源管理、提高环境卫生水平、注意食品卫生、注意食具消毒、实行分餐制、加强粪便管理。乙型肝炎按血液传播性疾病来预防，加强血源管理，提倡使用一次性注射器，实行"一人一针一管"；对医疗器械实行"一人一用一消毒制"；严格筛选献血人员；医务人员接触患者血液及体液时应戴手套，对静脉吸毒者进行安全教育；不共用剃须刀及牙具等，理发用具、穿刺和文身等用具应严格消毒，性接触时使用安全套。

(3)保护易感人群

对与甲型肝炎密切接触者，可用免疫球蛋白进行预防注射，越早越好。

注射乙型肝炎疫苗，新生儿在首次接种(必须在出生后 24 小时内完成)后 1 个月和 6 个月再分别接种 1 次。

对于易感者，包括乙肝阳性母亲所分娩的新生儿，可用高效价乙型肝炎免疫球蛋白进行被动免疫。

课堂练习

选择题：

1. 预防麻疹流行的主要措施是(　　)。

A. 早发现，早诊断　　B. 早隔离，早治疗

C. 接触者隔离检疫 3 周　　D. 广泛接种麻疹疫苗

2. 流行性腮腺炎腮腺肿大的特点是(　　)。

A. 腮腺多为单侧性　　B. 腮肿以面颊为中心

C. 腮肿以耳垂为中心　　D. 腮肿处皮肤红热

3. 流行性腮腺炎病人应隔离至(　　)。

A. 体温正常　　B. 腮腺疼痛减轻

C. 腮腺肿胀完全消退　　D. 腮腺肿胀完全消退，再观察 7 天

4. 流行性腮腺炎的主要传播途径是(　　)。

A. 接触传播　　B. 飞沫传播　　C. 粪—口传播　　D. 垂直传播

5. 甲型肝炎接触者须医学观察(　　)。

A. 15 天　　B. 20 天　　C. 35 天　　D. 45 天

6. 丙型肝炎的主要传播途径是(　　)。

A. 饮食传播　　B. 水源传播　　C. 经体液传播　　D. 经输血传播

7. 细菌性痢疾主要传播途径和多发季节是(　　)。

A. 粪—口传播，冬春季　　B. 粪—口传播，夏秋季

C. 接触传播，冬春季　　D. 接触传播，夏秋季

8. 以下哪项属于甲类传染病(　　)。

A. 艾滋病　　B. 霍乱　　C. 蛔虫病　　D. 血吸虫病

9. 对 HBsAg 阳性母亲生下的新生儿预防处理，最好的方法是(　　)。

A. 丙种球蛋白　　B. 乙肝疫苗

C. 高效价乙肝免疫球蛋白　　D. 乙肝疫苗＋高效价乙肝免疫球蛋白

10. HIV感染人体后主要导致下列哪个系统损害(　　)。

A. 消化系统　B. 免疫系统　C. 循环系统　D. 骨骼系统

11. 下列哪类人群不属于艾滋病病毒感染的高危人群(　　)。

A. 同性恋者　B. 性乱交者　C. 静脉吸毒者　D. 无偿献血人员

12. 在我国最多见的病毒性肝炎类型是(　　)。

A. 甲型　B. 乙型　C. 丙型　D. 丁型

13. 麻疹传播途径主要经(　　)。

A. 呼吸道　B. 衣物　C. 玩具　D. 消化道

14. 病毒性肝炎临床主要表现不含(　　)。

A. 发热　B. 食欲减退　C. 疲乏无力　D. 肝肿大

第三节　常用诊疗和护理措施

一、体温测量

(一)测量工具

1. 水银体温计

水银体温计又称“医用温度计”,体温计的工作物质是水银(图6-1)。泡里水银,由于受到体温的影响,产生微小的变化,水银体积的膨胀,使管内水银柱的长度发生明显的变化。人体温度的变化一般为35℃~42℃,所以体温计的刻度通常是35℃到42℃,而且每度的范围又分成为10份,因此体温计可精确到0.1℃。体温计的下部靠近液泡处的管颈,是一个很狭窄的曲颈,在测体温时,液泡内的水银受热体积膨胀,水银可由颈部上升到管内某位置,当与体温达到热平衡时,水银柱恒定。当体温计离开人体后,外界气温较低,水银遇冷体积收缩,就在狭窄的曲颈部分断开,使已升入管内的部分水银退不回来,仍保持水银柱在与人体接触时所达到的高度。

由于水银体温计具有示值准确、稳定性高、价格低廉、不用外接电源的优点,深受人们特别是医务工作者的信赖。但玻璃体温计的缺陷也比较明显,易破碎,存在水银污染的可能;测量时间比较长,对急重病患者、老人、婴幼儿等使用不方便,读数比较费事等。

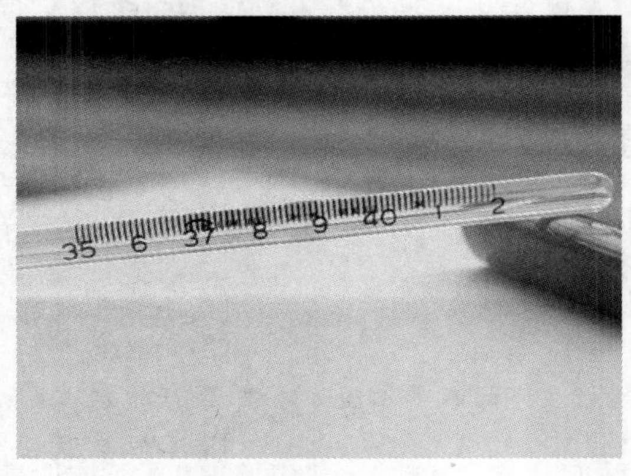

图6-1　水银体温计

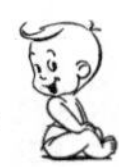

如果不慎将体温计弄断，立即将窗户打开，保持良好的通风，戴上口罩和手套，将洒落的汞滴用滴管、毛刷收集起来，装入瓶中并封闭瓶口，或者马上用硫黄撒在汞珠上使两者发生反应，形成形状不规则的硫化汞，再将固形物置于玻璃瓶中送交环保部门。水银应避免进入下水道，以免造成水资源的污染。

2. 电子体温计

电子体温计利用热敏电阻原理测量体温，自动化程度高，读数清晰，携带方便。其不足之处在于示值准确度受电子元件及电池供电状况等因素影响，不如玻璃体温计精确(图 6－2)。

3. 红外线体温测量仪

红外线体温测量仪是通过红外线照射到额头表面反射回来的情况与光谱温度对应表对照，从而得出准确的温度值(图 6－3)。适用于机场、车站等大量人员出入场所。

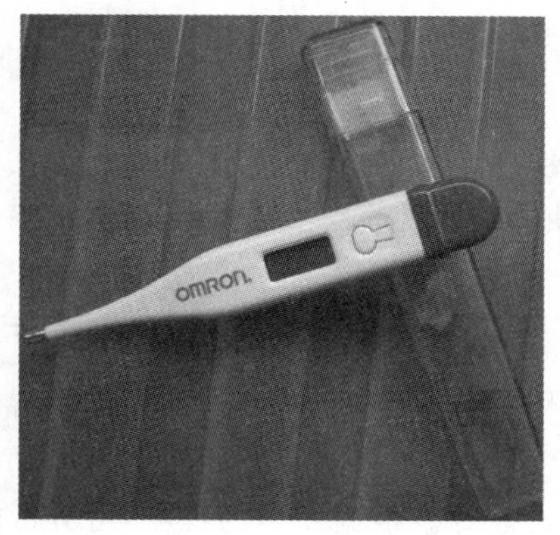

图 6－2　电子体温计

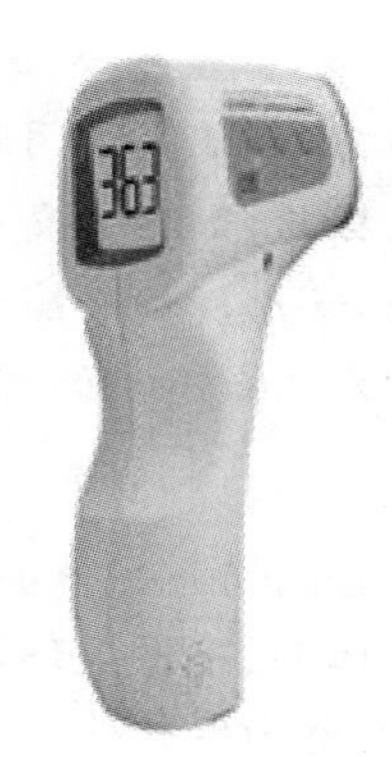

图 6－3　红外线体温测量仪

(二)测量方法

1. 腋温测量法

使用前先将体温计的水银汞柱甩到 35℃以下。将体温计水银端放在腋窝深处紧贴皮肤，用上臂将体温计夹紧，以免脱位或掉落。测量 5～10 分钟取出，拿住体温计尾部，即远离水银柱的一端，使眼与体温计保持同一水平，然后慢慢地转动体温计，从正面看到红色水银柱时就可读出相应的温度值。正常腋温温度为 36℃～37℃。测量完毕后将体温计浸泡于 75％酒精内消毒。

注意事项：

(1)腋下如有汗液，需擦干再量。如果腋下有汗、未夹紧、时间不足 5 分钟，测出的体温就会比实际体温低。

(2)若测量时间未到，松开腋下，则需重新测量，时间应重新计算。

(3)在测量体温前凡影响实际体温的因素(如饮开水或冷饮等)均应避免，喝热饮、剧烈运动、情绪激动及洗澡需待 30 分钟后再测量。

(4)玻璃体温计最高温度值是 42℃，因此在保管或清洁时温度不可超过 42℃，不可将体温计放入热水中清洗或用于测量水及其他物体的温度。

2. 口温测量法

将消毒好的体温计的水银端或电子体温计的热敏端放入舌下，紧闭双唇，切勿用牙咬，也不要说话，以免体温表被咬碎或脱落，5 分钟后取出，正常体温为 36.3℃～37.2℃，但此法不适用于婴儿童、精神异常和意识不清的人。

3. 肛温测量法

让患者屈膝侧卧或俯卧，露出臀部，将涂有凡士林或肥皂液的肛表水银端，轻轻插入肛门内约 3～4 厘米。3 分钟后取出，用软纸擦净体温表后，读出体温刻度。正常肛门体温为 36.5℃～37.7℃。婴儿及 5 岁以下儿童适用。腹泻者及直肠疾患、手术者禁量肛温。

4. 红外线体温测量法

手握测温仪，使传感器距离前额 15 厘米左右，按住开关键，使激光束定位于前额正中，约一秒钟读取数据，如超过 35.6℃提示有发热的可能。额温在前额处采集体温方便且简单、快捷，一般几秒的测量时间就足够了。

注意事项：

(1)在测量额温时，嘱被测者闭眼。

(2)额头应无遮挡物，如有头发应挽起，帽子应摘下。

(3)额头无水迹，如有汗水应擦干。

(4)应避开皮肤发炎或感染的部位。

(三)体温异常的处理

体温异常有下列几种情况：体温低于正常称为体温过低。常见于休克、急性大出血、慢性消耗性疾病、年老体弱、在低温环境中暴露过久等。

体温高于正常者称为发热。多见于流感、中毒、炎症等。根据发热的程度，可分低热(体温在 37.3℃～38℃)、中度发热(体温在 38.1℃～39℃)、高热(体温在 39.1℃～40℃)和超高热(体温在 40℃以上)。

1. 高热处理

体温超过 39.1℃以上者，称为高热，是临床上常见症状之一，是机体的一种防御反应。但是高热会引起患者体内物质消耗增加、心率加快，尤其严重的是婴幼儿神经系统的体温调节中枢功能不完善，容易引起高热惊厥。因此，选择适当的降温方法，使病人得到及时有效的护理是很重要的，而物理降温是高热病人首选的降温方法。

(1)冷敷法：冷敷的方法有两种，一种是用冰袋冷敷。在冰袋里装入 1/2 或 1/3 袋碎冰或冷水，把袋内的空气排出，用夹子把袋口夹紧，倒持，检查无漏水后装入布套，放在病人额头、腋下、大腿根等处。因为这些部位有大血管通过且分布比较浅表。另一种冷敷法是，把毛巾在冷水或冰水内浸湿，拧成半干敷在病人前额，最好用两块布交替使用。在冷敷时，要注意观察局部皮肤颜色，出现发紫、麻木时要立即停用。冷敷时间不宜过长，以免影响血液循环。

(2)温水擦浴法：擦浴降温法是临床上常用的简易有效的物理降温方法，尤其对新生儿、婴儿的降温更适宜。一般温水的温度低于病人皮肤温度，即 32℃～34℃。这样可以很快将患者的皮肤温度进行传导发散，同时，皮肤接受冷刺激后，可使毛细血管收缩，继而扩张，导致散热增加。用水擦浴前最好先在患儿头部放置一个冰袋，这样既有助于降温，又可防止进行擦浴时表皮血管收缩，血液集中到头部引起充血。擦浴时协助患者露出擦拭部位，下垫大毛巾，拧干浸湿的小毛巾缠在手上成手套式，以离心方向边擦边按摩。其顺序如下：露出一

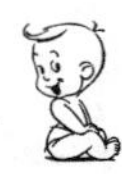

侧上肢，自颈部沿着上臂外侧擦至手背，自侧胸部经腋窝内侧至手心，同法擦拭另一上肢，使患者侧卧，露出背部，自颈部向下擦拭全背部，擦干后穿好上衣。露出一侧下肢，自髋部沿腿的外侧擦至足背，自腹股沟的内侧擦至踝部，自股下经腘窝擦至足跟，同法擦拭另一下肢。擦拭时要密切观察患者全身情况，如有寒战、面色苍白、脉搏呼吸异常应立即停止。擦浴时用按摩手法刺激血管被动扩张，促进热的发散，用力均匀、不可过度。擦至腋窝、腹股沟等血管丰富处停留时间应稍长些，以助散热。胸前部、腹部、后颈等部位对冷的刺激较敏感，不宜擦浴。

(3)酒精擦浴法：碗内盛 50%酒精 200～300 毫升，温度在 30℃左右，其方法同温水擦拭。

2. 热疗法

可使局部血管扩张，改善血循环，促进炎症的消散或局限。温热能降低痛觉神经的兴奋性，有解除疼痛作用；温热可使局部血管扩张，减轻深部组织充血，有消肿作用；对老年人、婴幼儿、体温过低、末梢循环不良者，可用热进行保暖，使患者舒适。

(1)干热疗法：测水温，一般为 60℃～70℃，对小儿、老人、昏迷、麻醉未清醒、感觉迟钝者水温不超过 50℃。将热水倒入热水袋中 1/2～2/3 量，排出袋内空气，拧紧塞子，倒提抖动并轻挤压检查是否漏水。确认无漏水后擦干热水袋装入布套，放置所需部位。用毕将水倒净，以防两层橡胶粘在一起，布套洗净存放。

注意事项：

使用热水袋时要严格观察局部皮肤，严防烫伤。如需保持一定温度，应及时更换热水。小儿、老人、昏迷及感觉迟钝者，热水袋勿直接接触皮肤。应加包一块大毛巾或放在两层毛毯之间。急腹症尚未明确诊断前热疗虽然能够减轻疼痛，但因其会掩盖病情真相而贻误诊断，所以禁忌热疗；面部危险三角区感染化脓时也禁忌热疗，因面部危险三角区血管丰富又无静脉瓣，且与颅内海绵窦相通，热疗能使该处血管扩张，血流量增多，导致细菌和毒素进入血循环，使炎症扩散，造成颅内感染和败血症；各种脏器内出血时也不能热疗，因热疗可使局部血管扩张，增加脏器的血流量和血管的通透性而加重出血倾向；软组织损伤早期(24 小时内)，如挫伤、扭伤或砸伤等，忌用热疗，因热疗可促进局部血循环，从而加重皮下出血、肿胀及疼痛。

(2)湿热敷：病人取舒适体位，在热敷部位局部涂以凡士林，上面盖一层纱布。将敷布浸于热水中，用长钳拧敷布至不滴水为度，抖开敷布用手腕掌侧试温，如不烫手即可折好敷于患处。上面可放置热水袋，并盖棉垫或用大毛巾包裹，以保持温度。如病人感到烫热，可揭开敷布一角以散热。及时更换敷布，每 3～5 分钟一次，热湿敷时间为 15～20 分钟。

二、脉搏测量

正常情况下，由于心脏的跳动使全身各处动脉管壁产生有节律的搏动，这种搏动称为脉搏。正常脉搏次数与心跳次数相一致，而且节律均匀、间隔相等。

婴儿每分钟可达 130～150 次，儿童为 110～120 次，成人为 60～100 次，正常人在运动后、饭后、饮酒后、精神紧张及兴奋时均可使脉搏呈一时性增快，但很快可恢复正常水平。长期进行体育锻炼的人脉搏较一般人要慢。此外，白天人们进行各种活动，血液循环加快，夜间睡眠时血液循环减慢，故白天脉搏比夜晚稍快。

检查脉搏通常选用较表浅的动脉，最常采用的部位是桡动脉，如因某些特殊情况而不能触摸此处时，可选用颈动脉、肱动脉以及股动脉等。

检查脉搏前，要让患者休息 5～10 分钟，保持安静。患者取坐、卧位均可，将手平放于适宜的位置。检查者将食指、中指和无名指三指并齐按放在患者近手腕段的桡动脉上，压力大小以能清楚感到脉搏搏动为宜(图 6－4)。注意不要用拇指摸脉，因为拇指本身动脉搏动较强，易与患者脉搏混淆。

一般情况下数脉搏达半分钟即可，然后乘以 2，即为 1 分钟的脉搏次数。对于危重患者、心率过快或过慢的患者，应数至 1 分钟。检查脉搏时要注意其速率、节律以及强弱变化等。

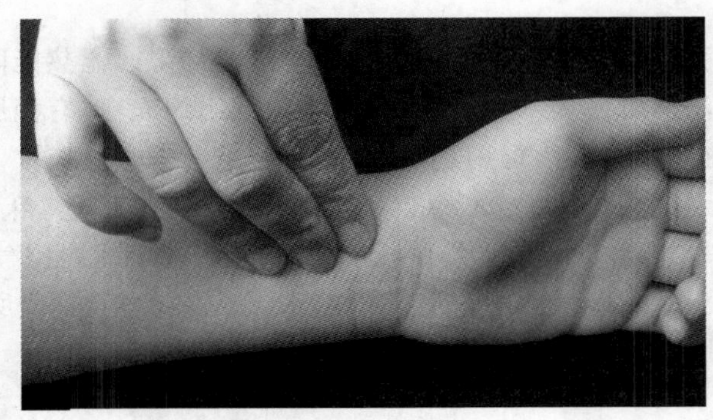

图 6－4　数脉搏

三、呼吸测量

正常成年人每分钟呼吸 16～20 次，儿童呼吸比成人快，每分钟可达 20～30 次。观察呼吸时，最好不要让患者察觉，以免使患者精神紧张而影响呼吸次数。检查者可将手放在患者腕部，转移患者的注意力，同时观察患者的呼吸情况。呼吸的观察主要是看患者胸廓的起伏，根据胸廓起伏的次数来计算，每分钟呼吸的次数一般应数足 1 分钟。同时还要注意呼吸的节律是否均匀、呼吸深度是否一致、呼吸时有无异常的气味呼出。一般心肺疾患、脑部疾患、昏迷、休克、出血等危重患者的呼吸次数、节律、深度常会改变。有时危重患者呼吸运动极为微弱，甚至不易见到胸廓的明显起伏，这时可用薄纸片、棉花丝等放在患者鼻孔旁，便可观察出呼吸的情况了。

四、血压测量

血压测量有台式血压测量法和电子血压测量法。

(一)台式血压计测量法

一般采用上臂肱动脉为测量处，病人取坐位或卧位，暴露上臂，使手掌向上肘部伸直，肱动脉与心脏在同一水平。打开血压计开关，驱尽袖带内空气，平整无褶缠袖带于上臂中部，袖带下缘距肘窝上 2～3 厘米，袖带松紧以能放入一指为宜。放水银槽开关，戴好听诊器，一手将听诊器头放在肱动脉搏动最强处并固定，另一手关闭气门向袖带内充气，打气平稳，至脉搏声消失后再使压力升高 20～30 毫米汞柱，松开气门缓慢匀速放气，同时听搏动音并双眼平视观察水银柱下降所指刻度。当听到第一声搏动所指的刻度数值为收缩压，继续放气，当听到声音突然减弱或消失时的刻度数值为舒张压，取下袖带，排尽余气，整理袖带放入盒

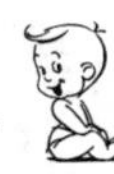

内，将血压计盒右倾 45 度，使水银回流入槽内，关闭水银槽开关，准确记录结果。记录为收缩压／舒张压毫米汞柱（或千帕）。

注意事项：

(1)对需要长期密切观察血压的病人应定时间、定部位、定体位、定血压计。

(2)测量血压时，病人的体位要舒适，情绪要平稳，环境要安静。不要直接面对病人，以免病人紧张而影响其准确性。

(3)血压计袖带宽窄、松紧要符合要求。

(4)当血压听不清或异常时，应分析排除外界因素，需重复测量时，应将袖带内气体驱尽，汞柱降至零点，稍等片刻后再测量。

(5)舒张压变音和消失音相差较远时，应同时记录两个数值。

（二）电子血压计测量法

病人的体位和袖带的放置同上，接通电源开关，仪器进行自动测量并读出数据。

血压正常值：正常成人收缩压为 90～140 毫米汞柱，舒张压为 60～90 毫米汞柱（1 千帕＝7.5 毫米汞柱）。

五、给药法

（一）鼻滴药法

1. 仰头位

仰头位适用于后组鼻窦发炎时。

(1)滴药前先让患者排出鼻内分泌物。

(2)患者仰卧，颈伸直，肩下垫一枕。

(3)准备好棉球拿在手中，以手指轻轻掀起鼻尖使鼻孔扩张，另一手持滴管，将药液滴入每侧鼻腔 2～3 滴，然后用手指捏鼻，使药液散布鼻腔并将棉球轻轻塞入前鼻孔内。

(4)如有药液流出，用棉球擦净流出的药液，放入污棉球罐，让患者头部略向两侧轻轻摆动。

2. 侧头位

侧头位适用于前组鼻窦发炎时。

(1)使患者卧向建侧，肩下垫一枕，使头侧位下垂。

(2)将药液滴入上方鼻腔 2～3 滴。

(3)保持侧卧位 3～5 分钟后再起床。

(4)滴药时，避免将滴管头部接触鼻腔，免污染药液。

（二）耳滴药法

患者侧卧，患耳向上，先用小棉签清洁耳道。手持棉球，然后拉患者耳郭（成人应向后上方，小儿则向后下方）使外耳道变直。滴药入外耳道，每次 3～5 滴，并轻轻拉耳郭或在耳屏上加压使空气排出，药易流入，然后用棉球塞入外耳道口。滴药后应保持原位 5～10 分钟再起床。若两耳均需滴药，应先滴一侧，过几分钟再滴另一侧。

药液不可过凉或过热，否则可刺激内耳引起眩晕等症状，甚至出现眼震。如为外耳道耵聍栓塞时滴药，目的在于软化耵聍，每次滴药量可稍多些，以不溢出外耳道为度。滴药 3～4 滴后应予以取出，时间不可过长以免刺激外耳道。应向患者说明滴药后耵聍软化，可能引起耳部发胀不适。软化耵聍时不宜两侧同时进行。

(三)眼部用药

1. 滴眼药法

用干棉球轻拭患眼分泌物，嘱患者向上注视，分开眼睑，滴入药液1～2滴，提起上眼睑，然后轻轻覆盖眼球，嘱患者闭眼3分钟，并以棉球压迫泪囊部。

2. 涂眼膏法

将无菌玻璃棒擦干，检查是否光滑完整，以其一端蘸取油膏少许备用；以拇指及食指分开上下眼睑，暴露下结膜囊，嘱患者向上看，另手持玻璃棒与睑裂平行(右眼用左手，左眼用右手)，放于下穹隆部，将上、下睑闭合，旋转玻璃棒并自颞侧轻轻抽出，使油膏涂于下结膜囊内，轻揉眼睑3分钟，用棉球擦去外溢油膏。

注意事项：

(1)用药前须仔细查对瓶签、姓名及左右眼；检查药物有无变色、沉淀；注意玻璃棒有无破损，无误后方可用药。

(2)为每个患者用眼药前，均使用0.5%碘伏擦拭手指或浸手。

(3)滴药时滴管应距眼睑2～3厘米，滴管不可垂直，应成45度斜向。

(4)数种药物同用时，必须稍有间隔，不可同时滴入，如眼药水与药膏同用，应先滴药水，后涂眼膏。玻璃棒用后先浸于消毒液内，然后再消毒备用。

(四)口服给药法

口服给药是最常用、最方便、较安全的给药方法，药物经口服后被胃肠道吸收入血循环，可起到局部治疗或全身治疗的作用。但因吸收较慢，故不适于急救、意识不清、呕吐不止、禁食等患者。

1. 固体药

一手取药瓶，瓶签朝向自己，另一手用药匙取出所需药量，放入药杯。药液不足1毫升时，于药杯内倒入少许冷开水，用滴管吸取所需药液量，滴管尖与药液水平面成45度倾斜，将药液滴入药杯内以免药液黏附于杯壁影响用药的准确性。

2. 液体药

摇匀液体，打开瓶盖，一手持量杯，拇指置于所需刻度，并使其刻度与视线齐平，另一手将药瓶有标签的一面朝上，倒药液至所需刻度处。油剂，按滴计算的药液或药量不足1毫升时，在药杯内倒入少许温开水，用滴管吸取药液。

注意事项：

(1)对牙齿有腐蚀作用和使牙齿染色的药物，如酸类、铁剂时，可用饮管吸入，服药后漱口；服用铁剂禁忌饮茶，以免铁盐形成，妨碍药物的吸收。

(2)止咳糖浆服后不宜饮水，以免降低疗效。同时服用多种药物应最后服用止咳糖浆。

(3)磺胺类药服后多饮水，防止尿少时引起肾小管阻塞。

(4)服用退热药后多饮水可增强药物疗效。

(5)刺激食欲的健胃药应饭前服用，以增进食欲；助消化药或对胃有刺激性药物应饭后服用，有利于食物消化或减少对胃壁的刺激。缓释片、肠溶片、胶囊吞服时不可嚼碎。

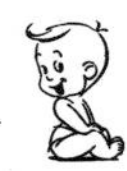

（五）超声雾化吸入疗法

超声雾化吸入疗法系气雾吸入疗法的一种，是利用超声波，将药液变成雾状颗粒，通过吸入直接作用于呼吸道局部病灶的一种治疗方法。其优点是，药物可直接作用于呼吸道局部，使局部药物浓度高、药效明显，对呼吸道疾病疗效快、用药省、全身反应少。

超声雾化吸入疗法应在水槽加冷蒸馏水约 250 毫升，罐内加药液（稀释至 30～50 毫升），液面要浸没罐底的透声膜。将罐盖旋紧，把雾化罐置于水槽中，将水槽盖盖紧。通电，预热 3 分钟。让病人取坐位，开雾化开关，调节雾量。把口含嘴放入口中，指导病人做深呼吸，治疗 20～30 分钟。

课堂练习

填空题：

1. 发生扭伤后，损伤部位疼痛、充血、肿胀，可马上采用（　　）的方法，以达到止血、消肿、止痛的目的。

2. 给孩子测体温之前，先要看体温计的水银线是否在（　　）℃以下。

3. 对需要长期密切观察血压的病人应注意四定，定（　　）、定（　　）、定（　　）、定（　　）。

4. 血压正常值：正常成人收缩压为（　　）毫米汞柱，舒张压为（　　）毫米汞柱。

5. 数呼吸次数一般应数足 1 分钟，成人的呼吸次数约为（　　）次/分，儿童约为（　　）次/分。

6. 数脉搏时，检查者将（　　）、（　　）和（　　）三指并齐按放在患者近手腕段的桡动脉上，忌用（　　）测量。

7. 用热水袋进行热疗时，水温一般在（　　）℃，不可过高。

8. 患儿体温超过 39℃，要选择适当的降温方法，使病人得到及时有效的护理是很重要的，而（　　）是高热病人首选的降温方法。

9. 磺胺类药服后要（　　）饮水，防止尿少时引起肾小管阻塞。

10. 对牙齿有腐蚀作用和使牙齿染色的药物，如酸类、铁剂，服用时可采用（　　）的方法。

第七章 儿童心理健康

第一节 儿童心理健康概述

儿童心理健康标准包括智力发育正常、情绪反应适度、人际关系和谐、行为统一协调、自我意识良好等。儿童的心理问题可能是心理障碍的早期表现，也可能是发育过程中一过性的表现。儿童心理问题的特征为：

(1)儿童忍受不同程度的痛苦体验，如恐惧、焦虑或悲伤；

(2)不同程度的功能损害，包括躯体的、情感的、认知的和行为的等方面的功能；

(3)痛苦体验和功能损害有可能进行性加重，如伤残、失去自由甚至死亡。

据联合国儿童基金会报道：全球范围内儿童青少年心理障碍发生率约为20%；美国精神卫生研究所(1990)报告，全美18岁以下儿童中17%～22%患有可诊断的心理、行为和发育障碍；我国对22个城市4～16岁儿童进行调查(1994)结果显示，心理行为问题检出率为12.9%。

儿童的心理障碍或异常的病因是遗传与生物学因素、家庭因素和社会因素交互作用的结果。

表7-1 儿童心理行为障碍的高危因素

生物学因素	家庭因素	社会环境因素
高危出生史	家庭贫困	卫生条件太差
早产、出生体重低	养育者更迭(如丧偶、父母离异、父母再婚)	贫困、贫民区
出生缺陷	家庭成员重病	环境污染
遗传疾病	虐待与忽视	都市化速度快
原因未明的先天易感素质	单亲家庭	环境压力
发育迟缓	育儿环境恶劣	校园暴力
出生后疾病影响	缺乏科学育儿知识、迷信	社会不良风气
慢性疾病	母子早期分离	战争、动乱、灾害
体弱儿童	领养和寄养	文化冲突
“难养”气质类型	缺乏同胞竞争	电视、网络传媒影响

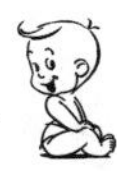

第二节　儿童常见的心理行为问题

一、儿童行为问题

(一)吸吮手指、咬指甲

3～4 个月月龄婴儿出现生理性吮吸要求，常在饥饿和睡前自吮手指，尤其是拇指，以安定自己。7 个月月龄婴儿吮吸手指增强，8 个月月龄达高峰，2 岁后逐渐消退。儿童 4 岁后仍有吮吸手指属于行为问题，应进行行为治疗。幼儿吮吸手指多在孤独、疲倦、沮丧、嗜睡时发生，分离焦虑、疾病时次数增加。

儿童咬指甲癖主要与紧张和忧虑有关，繁重的作业、复习迎考、看惊险的影视片以及患儿受到父母的责骂或惩罚等。但有些儿童咬指甲行为常常发生在他们聚精会神地看电视、听故事、做作业和想问题的时候。

儿童咬指甲癖的主要表现为：在咬指甲时一般是无选择性地咬十个指甲，被咬过的指甲常变得短而参差不齐。有的儿童在精神紧张时还会咬随身边的其他东西，如咬铅笔和手帕等。由于反复地咬指甲，会使指甲游离缘变得粗糙，指甲缘的四周出血和指甲畸形，甚至发生甲沟炎、门牙缘的小裂痕、齿龈炎等。

吸吮手指、咬指甲癖是一种令人难堪的习惯，会受到同伴的嘲笑，因而影响儿童心身健康。所以应引起重视，及时采取综合措施，纠正儿童的行为偏离。

对已养成此类不良习惯的儿童，在矫治时应注意：

(1)弄清原因，对症下药。对儿童，如属于喂养方式不正确，应培养孩子有规律的进食习惯，做到定时定量、饥饱有节；如属于孤独、寂寞等原因，则要给孩子一些有趣味的玩具，让他们有机会与成人或其他孩子一起玩乐，培养其对环境、游戏的兴趣，以转移其注意力，逐渐纠正此类不良嗜好。

(2)正确教育，切忌粗暴。吮手指和咬指甲，在儿童时期是很自然的，因此不应简单地禁止，否则反而会强化这一行为，使他们感到更紧张。主动提供多种有趣的事情，如做手工、做游戏等，而不应用成人的眼光来看待，自然会解除其困惑。

(3)强行制止的行为是有害无益的，嘲笑、讥讽、恐吓、打骂更是不妥，这样做只能使孩子的情绪更加紧张不安，甚至产生自卑感、孤独感等不健康心理。

(4)厌恶疗法。在童年时期，如果儿童养成了吮手指或咬指甲的习惯，可以采用厌恶疗法进行治疗和矫正。如在儿童手指上涂上黄连水或辣椒水，使其感受到咬指甲或吮手指的苦痛，从而中断该行为。

(二)夜磨牙

夜磨牙症是指儿童夜间入睡后咀嚼肌强有力的持续性收缩，使上下牙列产生磨动，并发出磨牙声音的行为。可发生于任何年龄，约 15％的 3～17 岁儿童有此表现，男童较多，常有家族内多发倾向。磨牙原因尚未明确，可能与心理因素、牙合因素等有关，是睡眠障碍的一种表现。

(1)心理因素：当大脑长时间处于高度兴奋和紧张状态，患者的各种情绪在睡眠状态可

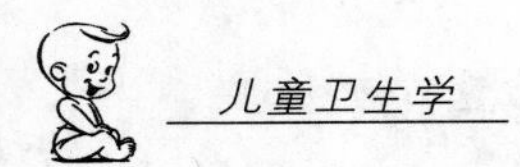

下意识地表现出来，夜磨牙就是这种表现形式之一。

(2)牙颌因素：包括牙颌畸形、缺牙、牙齿缺损或过长、单侧咀嚼等，可引起咬合障碍。所以在深睡眠时，机体就会增加潜意识的下颌运动，通过摩擦牙齿这个自纠性动作，以求达到咬合平衡。

(3)其他因素：寄生虫、血压波动、缺钙、胃肠功能紊乱、遗传因素等，都有可能引起夜磨牙。

夜磨牙的防治应从病因入手，方能收到好的效果。

(1)消除紧张情绪，解除不必要的顾虑，心胸开阔，合理安排学习，必要时口服安定片，每日1次，每次1片。

(2)养成良好的生活习惯，起居有规律。晚餐不宜吃得过饱，睡前不做剧烈运动。

(3)怀疑有肠道寄生虫者，在医师指导下进行驱虫治疗。

(4)纠正牙颌系统不良习惯，如单侧咀嚼、咬铅笔等。

(三)夜惊

夜惊是指睡眠时所产生的一种惊恐反应。4～7岁的儿童较为多见，男孩多于女孩。患儿入睡后不久，突然坐起，尖叫哭喊，两眼瞪直或紧闭，并伴有心跳加快、呼吸急促、全身出汗等症状，醒后完全遗忘。

受惊和紧张是主要的心理因素，与父母分离、亲人伤亡、父母吵架或离异、受到严厉惩罚、睡前看了惊险的电视、听了情节紧张的故事、室温过高、空气污浊、手压胸口、晚餐过饱等都可引起夜惊。另外鼻咽部疾病致使呼吸不畅，患肠寄生虫病亦可引发夜惊。

消除引起紧张不安的心理诱因，减少情绪紧张，改变不良环境。注意培养良好的睡眠习惯，预防和治疗躯体疾病。

(四)梦游

梦游指睡眠中突然睁眼，坐起凝视，下床走动或做些机械动作，表情呆滞、神态迷惘、步态不稳、难以唤醒。持续几分钟至半小时左右，然后上床入睡或睡在别处，醒后完全遗忘。

与儿童大脑皮质抑制功能不完善有关，身体疲劳、精神紧张和过度兴奋是主要诱因，半数以上儿童有家庭遗传史。

消除引起紧张、恐惧的各种因素，避免过度疲劳，不要在儿童面前谈论梦游情况，发作时应予以保护，对经常发作的患儿要求助医生。

随着儿童年龄的增长，梦游症一般可自行消失，不必做特殊治疗。

(五)拔毛癖

儿童反复不自主捻转、拔出自身体毛的行为。常见捻转和拔头发、眉毛、睫毛、腋毛等。拔毛行为常发生在卧床休息、阅读、看电视或做作业时，症状可持续性或间歇性。既拔又食自己的毛发称之拔食毛癖。吞下的毛发会导致腹痛、厌食、便秘、消化道内毛石或毛粪石形成，导致肠梗阻等并发症。多发生于学龄儿童，女童多见，部分可持续至成年期，该症是儿童强迫症的一种表现形式，与紧张焦虑、生活事件、学习压力引起的情绪困扰有关，多为下意识缓解紧张的一种方式，拔出毛发后有满足感或紧张减轻感。

建立良好的家庭关系，增进儿童的安全感，消除心理压力，避免早期超负荷的教育训练，增强儿童自我控制能力，必要时使用药物治疗。

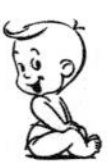

（六）撞头

儿童反复头撞硬物，如撞击墙面、床栏或其他硬物，严重时致撞击部位瘀伤或疤痕。多见于精神发育迟滞或孤独症儿童，正常儿童中发生率为5%～15%。8～9个月婴儿可出现撞头，4岁后逐渐减少，男童多见。撞头与高兴或紧张情绪的释放有关，常发生在就寝或睡眠醒来时，发作时可持续数分钟或数小时，可伴有咬指甲和吮吸手指。父母的过多焦虑和关注易强化儿童撞头行为。为防止意外，可在儿童常发生撞头地方安装防护软垫。对精神发育迟滞或孤独症儿童，则需要药物和其他心理行为治疗。

（七）儿童屏气发作

儿童屏气发作又称呼吸暂停症，是指儿童在剧烈哭闹时突然出现呼吸暂停的现象。为婴幼儿时期的一种神经症性发作。6个月前至6岁后少见，最多见于2～3岁。每当婴儿受到物理因素（如疼痛）或情绪刺激后（如痛苦、恐惧、发怒）即高声哭叫过度换气，继而屏气、呼吸暂停、口唇发紫、四肢强直，严重者可以短时期意识丧失（昏厥）及四肢肌肉的阵挛性抽动。全过程约一分钟左右。然后全身肌肉放松，出现呼吸，大部分孩子神志恢复或短暂发呆，亦可立即入睡。

家长不要过分溺爱，注意生活环境的安排，解除引起精神紧张和冲突的因素，尽量避免突然意外的刺激；若有缺铁性贫血则应及时补充铁剂；对于屏气发作的儿童，可以将儿童平放于床上，解开衣扣，保持呼吸道通畅等。

（八）遗尿症

2～3岁儿童多已经能控制膀胱排尿。儿童遗尿症是指5岁后仍发生随意排尿即为遗尿症。多数遗尿症发生在夜间熟睡时，较少发生在白天。遗尿症分为原发性遗尿和继发性遗尿两类，原发性遗尿症多因控制排尿能力迟滞，没有器质性病变，多有家族史。继发性遗尿是由于尿道感染、脊椎疾病、糖尿病等疾病引起，继发性遗尿在处理原发疾病后症状即可消失。本病儿童期较常见，男孩与女孩的比例约为2：1。遗尿症的患儿，多数能在发病数年后自愈，女孩自愈率更高，但也有部分患儿，如未经治疗，症状会持续到成年以后，可造成严重的心理负担，影响正常生活与学习。

1. 病因

（1）家族史，国外报道74%的男孩和58%的女孩，其父母双方或单方有遗尿症的病史。单卵双胎同时发生遗尿者较双卵双胎者为多，提示遗传与本病有一定关系。

（2）功能性膀胱容量减少。1970年有人曾经用膀胱内压测量方法研究63名遗尿儿童，发现膀胱容量比预计少30%。

（3）睡眠过深，不能接受来自膀胱的尿意觉醒发生反射性排尿，遂成遗尿。

（4）心理因素，亲人的突然死伤、父母吵闹离异、母子长期隔离、黑夜恐惧受惊，均可导致孩子遗尿。

（5）排尿习惯训练不良，有些患儿使用尿布时间过长，没有养成控制排尿的习惯。

2. 治疗

本病的治疗须取得家长和儿童的合作，建立信心，坚持训练，综合治疗。

（1）做遗尿日记，从治疗第一天起，要求家长为患儿设置日程表，以便每天进行记录（可使用日历）。当尿床时，努力寻找可能导致尿床的因素，并记录在日程表上，如未按时睡眠，睡前过于兴奋，白天过于激动，傍晚液体摄入量太多等。当患儿无尿床时，便把一颗星画在日程表上，并予口头表扬或物质奖励。每周与医师会晤一次。

(2)建立条件反射，从治疗开始起，要求家长每天在患儿夜晚经常发生尿床的时间前，用闹钟将患儿及时唤醒，起床排尿，使铃声与膀胱充盈的刺激同时呈现，经过一段时间的训练后，条件反射建立，患儿就能够被膀胱充盈的刺激唤醒达到自行控制排尿的目的。

(3)膀胱功能锻炼，督促患儿白天多饮水，尽量延长两次排尿的间隔时间，促使尿量增多，使膀胱容量逐渐增大。鼓励患儿在排尿时中断排尿，数1至10，然后再把尿排尽，以提高膀胱括约肌的控制能力。

(4)指导家长养成良好的生活习惯，不可责骂、讽刺、处罚儿童，以免加重儿童心理负担，药物治疗大多有副作用且停药后易复发。亦可采用针灸推拿、中药治疗。

(九)违抗、发脾气、攻击行为

儿童的愿望与环境冲突时，常常发生违抗、发脾气，甚至采用攻击他人或毁物的行为。男童多见，学龄后明显减少，儿童的攻击行为一般在3～6岁出现第一个高峰，10～11岁出现第二个高峰。攻击方式可分暴力攻击和语言攻击两大类，男孩以暴力攻击居多，女孩以语言攻击居多，会影响儿童以后的人际关系和性格发展。

有学者对双生子研究表明：某些个体的攻击性具有遗传基础，儿童的攻击行为也可为某些行为疾病的症状，如注意缺陷多动障碍、情绪障碍等。家长对儿童过度溺爱或惩罚过多都可导致儿童出现攻击行为。

禁止父母体罚儿童，教会儿童控制或宣泄不良情绪，培养儿童的同情心，鼓励儿童学会等待和对需求的耐受性等都可减少儿童的攻击行为。

(十)神经性厌食

神经性厌食症又名精神性厌食症，属精神性的进食障碍，以故意节食致体重减轻为特征。病因迄今尚未完全清楚，患者长期厌食、对食物不感兴趣，吃得极少，经常回避或拒绝进食，如果强迫喂食，即刻引起呕吐。发病年龄在10岁以上，女性青少年为多见，若不及时治疗，可导致严重的营养不良与极度衰竭，影响青少年的身心健康与发育。慢性的精神刺激及过度紧张的学习负担是青少年发生本病的主要因素，以身材苗条为美，而有意节食者仅占少数。因此解除慢性刺激和负担过重的学习是预防或减少发病的主要措施。所以应建立有规律的膳食制度，培养良好的饮食习惯，创造愉快的进餐气氛，增加孩子的活动量，使其有饥饿感，不要过分注意孩子进食或强迫进食。

二、儿童语言障碍

(一)口吃

口吃并非生理上的缺陷或发音器官的疾病，而是与心理状态有着密切关系的言语障碍。口吃多发生于儿童，50%的口吃患者于5岁前发病，而1～3岁的小儿在情绪紧张时出现一时性的口吃是比较多见的。一般随着年龄的增长逐渐改善或消失，少数可持续至成年。

1. 主要表现

(1)发音障碍：常在某个字音、单词上表现停顿、重复、拖音等现象，说话失去流畅性。

(2)肌肉紧张：说话时唇舌不能随意活动。

(3)伴随动作：常有摇头、跺脚、挤眼等动作。

(4)常伴有其他心理异常，如易兴奋、易激惹、胆小、睡眠障碍等。

2. 主要原因

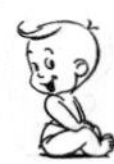

(1)精神创伤:心理紧张是引起口吃的重要因素,如突然的精神刺激、环境的改变、精神紧张过度,都有可能导致口吃的发生。

(2)模仿:儿童天生喜欢模仿,如家人和周围人有口吃,则会出于好奇模仿他人,时间一长则会出现口吃。

口吃是儿童期语言障碍的一种常见问题,“发育性口齿不流利”不是“口吃”。解除说话时的紧张情绪,正确对待小儿说话时不流畅的现象,并注意消除不良刺激,加强说话训练,说话前不要给自己不良的心理暗示,语速适当放缓,使表达自然。

(二)缄默症

患者没有任何言语活动,任人询问但始终一言不发,部分患者可用书写、动作等表达自己的意思。言语器官无器质性病变,智力发育也无障碍。起病多在3～7岁,女性多见,多是敏感、羞怯性格。多数缄默症患儿是由于受惊、恐惧、生气或怕别人嘲笑等精神因素引起的防卫性反应,少数是儿童精神病的一种表现。

消除周围环境中导致患儿紧张的因素,不要过分注意其语言表现,让患儿处于一种轻松愉快的气氛中,鼓励他们多参加集体活动,忽视自己的语言缺陷。

三、儿童情绪障碍

儿童情绪障碍是发生在儿童少年时期以焦虑、恐怖、抑郁或躯体功能障碍为主要临床表现的一组疾病。由于儿童心理生理特点及所处环境的不同,儿童情绪障碍的临床表现与成人有明显差异。此类障碍与儿童发育和成长环境有一定关系,儿童情绪障碍一般不存在器质性病变。儿童情绪障碍的发生率仅次于行为问题,在儿童精神障碍中占第二位。

(一)焦虑症

儿童焦虑症是最常见的情绪障碍,是一组以恐惧不安为主的情绪体验。可通过躯体症状表现出来,如无指向性的恐惧、胆怯、心悸、口干、头痛、腹痛等。婴幼儿至青少年期均可发生。

1. 原因

儿童焦虑症主要与心理社会因素及遗传因素有关。患儿往往是性格内向和情绪不稳定者,在家庭或学校等环境中遇到应激情况时易产生焦虑情绪,并表现为逃避或依恋行为。部分患儿在发病前有急性惊吓史,如与父母突然分离、亲人病故、不幸事故等。如父母为焦虑症患者,患儿的焦虑可迁延不愈成为慢性焦虑。家族中的高发病率及双生子的高同病率都提示焦虑症与遗传有关。

2. 表现

(1)焦虑情绪:儿童表现为哭闹、烦躁,难以安抚和照料。3岁后可表现为惶恐不安、不愿离开父母、哭泣;学龄儿童则上课思想不集中、学习成绩下降、不愿与同学及老师交往,或由于焦虑、烦躁情绪与同学发生冲突,继而拒绝上学、离家出走等。

(2)躯体症状:自主神经系统功能紊乱,如胸闷、心悸、呼吸急促、出汗、头痛、腹痛、尿频、失眠、多梦等。

3. 治疗

以综合治疗为原则,以心理治疗为主,辅以药物治疗。

(1)首先了解并消除引起焦虑症的原因,改善家庭与学校环境,减轻患儿压力,增强自信。对于10岁以上的患儿予以认知疗法可取得良好效果。

(2)松弛治疗可使患儿生理性警醒水平降低,以减轻紧张、焦虑情绪,但年幼儿童对此项治疗理解与自我调节有困难,不易进行,游戏和音乐疗法可取得一定疗效。

(3)对于有焦虑倾向的父母,要帮助他们认识到本身的个性弱点对患儿产生的不利影响,他们必须同时接受治疗。对于严重的焦虑症患儿,应予抗焦虑药物治疗。

(二)抑郁症

儿童抑郁症是指以情绪抑郁为主要临床特征的疾病,以持久而显著地情绪高涨或低落为基本病症,一般来讲,儿童抑郁症患病率很低,随着年龄增大,患病率有增加趋势,而且女性多于男性。

1. 原因

(1)遗传因素:抑郁症家族内发生率较正常人高 8～20 倍,且血缘越近,发生率越高。危险因子包括:亲子早期分离、父母患有精神病、父母虐待或忽视、家族中有抑郁症等。

(2)心理社会因素:心理社会因素对儿童抑郁症的影响,具体表现为亲代对子代的影响,亲代的抑郁症可以影响到子代的生活环境、使子代出现抑郁症状、疏远亲子关系、家庭气氛不和等,这些因素都可以导致儿童出现抑郁症;早年急性生活事件,如丧失父母、生活困难、逆境等是儿童抑郁症的诱发因素。

(3)生化异常:去甲肾上腺素或 5-羟色胺及受体功能低下,可能是导致抑郁症的生物因素。

2. 表现

(1)情绪:常常低沉不愉快、悲伤、哭泣、自我评估过低,不愿上学,对日常活动丧失兴趣,易激惹。

(2)行为:动作迟缓、活动减少,思维迟钝,低语少言。儿童由于语言和认知能力原因对情绪体验的语言描述缺乏,往往表现为对游戏没兴趣、食欲下降、睡眠减少、哭泣、退缩、活动减少。

(3)躯体症状:严重患儿表现为头疼、腹痛、躯体不适等隐匿性抑郁症状。

3. 治疗

一些符合诊断标准的儿童、青少年患者,在数周内可自愈,有明显抑郁症症状的儿童、青少年患者,持续 6 周以上时需要干预和治疗,常用治疗方法有抗抑郁药物治疗、心理治疗。给予关爱和鼓励的同时,尽可能创造体验成功的机会。儿童生活环境宜友好,增加人际交往机会。儿童抑郁症易复发,因此病情好转后药物治疗和心理治疗宜同时进行。

(三)恐惧症

恐惧症是指儿童对某些事物和情景产生过分的、与年龄不符的、无原因的恐惧情绪,并出现了回避行为,可影响儿童的日常生活和社会功能。女孩多见,随年龄增长而逐渐消退。

学校恐惧症是恐惧症的一个特殊类型,女孩多见,5～7 岁是一个发病高峰,与初入学出现的分离焦虑有关,部分儿童出现幼儿园恐惧症。11～12 岁为第二高峰,与初中升学、功课压力大有关。14 岁后出现第三个高峰,主要与自身发育特征有关,如发育性情绪不稳定、形态变化、人际紧张等。

1. 原因

突发或意外事件的惊吓,如自然灾害或某些重大生活事件的发生;儿童个性内向、胆小,

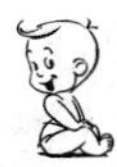

遇事易焦虑不安，养育者的过度或不合时宜的惊恐反应，儿童的恐惧常因母亲的焦虑而强化。

2. 表现

临床表现主要有以下 3 个方面：

(1)患儿对某些物体或特殊环境产生异常强烈、持久的恐惧，明知恐怖对象对自身无危险，但无法自制恐惧与焦虑情绪，内心极其痛苦。

(2)患儿有回避行为，往往有逃离恐怖现场的行为。

(3)自主神经系统功能紊乱如心慌、呼吸急促、出汗、血压升高等。

3. 治疗

需综合治疗，以心理治疗为主，辅以药物治疗。行为治疗(包括系统脱敏法、暴露疗法、正性强化法、示范法等)结合支持疗法、认知疗法、松弛治疗及音乐与游戏疗法，一般可取得较好疗效。对症状严重的患儿可予小剂量抗焦虑药物或抗抑郁药物。

(四)强迫症

强迫症是以强迫观念与强迫行为为主要表现的一种儿童期情绪障碍，儿童强迫症平均发病年龄在 9～12 岁，男孩多于女孩，青春期后性别差异缩小。部分患儿被诊断后多年内仍持续有这种障碍。

1. 原因

强迫症儿童多数生活在父母过分追求完美的家庭中，父母具有循规蹈矩、按部就班、追求完美、不善改变等性格特征。神经系统疾病也是强迫症的原因。

2. 表现

儿童强迫症主要表现为强迫观念和强迫行为两种类型。

强迫观念包括：强迫怀疑、强迫回忆、强迫性穷思竭虑、强迫对立观念等。

强迫行为包括：强迫洗涤、强迫计数、强迫性仪式动作、强迫检查。

强迫症状的出现往往伴有焦虑、烦躁等情绪反应。严重时会影响到患儿睡眠、社会交往、学习效率、饮食等多个方面。

3. 治疗

强迫症患者通常使用药物治疗；配合使用心理治疗方法，如认知行为疗法等；家庭治疗主要针对父母进行咨询指导，消除父母的焦虑，纠正其不当养育方法，并配合好医师进行心理治疗。

(五)儿童多动症

儿童多动症是一种常见的儿童行为异常，又称轻微脑功能障碍综合征或注意力缺陷障碍。这类患儿的智力正常或基本正常，学习、行为及情绪方面有缺陷，表现为注意力不易集中，活动过多，情绪易冲动，在家庭及学校均难与人相处。据资料显示，儿童患病率约为 5%～10%。国内也认为学龄儿童发病者较多，男孩多于女孩，早产儿童患此病较多。

1. 原因

一般认为产前、产时或产后的轻度脑损害是重要因素，有人认为城市环境污染、铅中毒亦可为病因之一。近年来研究提示，某些患儿的轻微脑功能失调可能与遗传因素有关，不少患儿未能找到病因。

2. 表现

(1)活动过度:大多始于儿童早期,小学后表现显著。上课时小动作不停,遵守课堂纪律差。

(2)注意力不集中:上课时注意力不集中,容易受无关刺激干扰。

(3)冲动任性:容易冲动,人际关系不良。

本病病程通常为7岁前起病,病程持续6个月以上。

3. 治疗

本症使用中枢神经兴奋药治疗,并配合心理行为治疗,效果良好。

课堂练习

填空题:

1. 孤独、退缩、对亲人没有依恋之情,不能领会表情的含义,也不会表示自己的要求和情感,这是婴儿孤独症的(　　)障碍。

2. 肥胖症属于(　　)疾病。

3. 已经排除了各种躯体疾病的遗尿称(　　)。

4. 儿童多动综合征是一类以(　　)为最突出表现,以多动为主要特征的儿童行为问题。

5. 儿童咬指甲癖主要与(　　)有关,繁重的作业、复习迎考都会加重其症状。

6. (　　)是指睡眠时所产生的一种惊恐反应。4～7岁的儿童较为多见。受惊和紧张是主要的心理因素。

7. 口吃并非生理上的缺陷或发音器官的疾病,而是与心理状态有着密切关系的(　　)障碍。

8. 儿童焦虑症是最常见的情绪障碍,是一组以(　　)为主的情绪体验。可通过躯体症状表现出来,以综合治疗为原则,以(　　)为主,辅以药物治疗。

9. 强迫症是以(　　)与(　　)为主要表现的一种儿童期情绪障碍,儿童强迫症发病平均年龄在9～12岁。

第八章 各年龄期儿童保健内容

儿童、青少年生长发育不同时期因解剖生理、神经心理发育呈现不同特点，保健措施、工作重点应有所不同。

一、胎儿保健

（一）胎儿特点

1. 致畸敏感期

胚胎早期（3～8 周）胚胎细胞高度快速分化，是人胚胎发育最重要的时期，所有主要的外表和内部结构都在此时开始发育，如中枢系统、心脏、眼、四肢等。此期易受环境不良因素的干扰发生缺陷与畸形，称为致畸敏感期。

2. 生长发育迅速

胎儿期各组织、器官迅速生长，功能逐渐成熟。

（二）胎儿保健

1. 预防遗传性疾病与先天畸形

婚前遗传咨询，禁止近亲结婚；对有确诊或怀疑有遗传性疾病的家庭，或连续发生不明原因疾病患者的家庭，或有与遗传有关的先天畸形、智力低下患者的家庭是遗传咨询的重点。

2. 预防感染

一般母亲妊娠（中期、晚期）常规接种疫苗是比较安全的，如白喉、破伤风、流感、乙型肝炎疫苗；水痘疫苗可能对胎儿有潜在的影响；麻疹、腮腺炎、风疹疫苗对胎儿有潜在的影响，不可接种；如孕母有感染甲型肝炎的危险，应注射免疫球蛋白；育龄妇女应在接种麻疹、腮腺炎、风疹三联疫苗后 1 个月以上（最好 3 个月）受孕。

3. 避免接触放射线

可引起胚胎死亡、畸形、生长改变或其他功能改变，出生后可出现智力发育迟滞及恶性肿瘤。

4. 避免化学毒物

烟、酒、毒品、重金属（苯、汞、铅）以及有机磷农药等化学毒物均可损害胎儿发育。化学药品、农药与胎儿泌尿生殖缺陷有关。

5. 慎用药物

药物对胚胎、胎儿的影响与用药的孕周及药物种类有关。应考虑分娩时药物的使用对胎儿的影响，如催产素可促进子宫肌肉强烈收缩的同时也使血管收缩，影响胎盘血流量，使胎儿缺氧；解痉降压剂硫酸镁可抑制胎儿呼吸中枢。

6. 治疗慢性疾病

患有心肾疾病、糖尿病、甲状腺功能亢进、结核病等慢性疾病的孕母应在医生指导下进行治疗，对高危产妇应定期产前检查，必要时终止妊娠。

7. 保证充足营养

孕母营养应做到膳食平衡，妊娠后 3 个月每日主要营养素需要量为：能量 2500 千卡，蛋白质 60～70 克，钙 1.2 克，铁 18 毫克，维生素 C 80～100 毫克，维生素 A 1800 微克(6000IU)，维生素 D 15 微克(600IU)。

8. 孕母良好的生活环境

保持愉悦的心情，注意适当休息，降低妊娠并发症，预防流产、早产和异常产的发生。

9. 胎儿溶血

孕妇与丈夫 A B O 血型或 Rh 血型不合时，应作有关实验筛查。

二、新生儿保健

(一)新生儿期特点

1. 体温调节

体温调节中枢发育不成熟，需要适宜的环境温度；皮下脂肪薄、体表面积相对较大、容易散热，应注意保暖。

2. 消化系统

消化道解剖与功能发育不成熟，适宜纯乳汁喂养。

3. 泌尿系统

肾脏功能发育不成熟，高蛋白、高矿物质的牛乳对肾脏功能有潜在的损害。

4. 免疫系统

细胞免疫功能已较成熟，体内有母亲通过胎盘给予的抗体(IgG)，非特异和特异性免疫功能发育不成熟，肠道分泌的 IgA 较低。

(二)新生儿特殊的生理现象

1. 胎脂

新生儿初生时皮肤上覆盖有一层白色的胎脂，有保护作用，不必洗去，一般于生后数小时逐渐吸收。如果耳后、头皮、腋下及其他皱褶处遗留的胎脂过厚或沾有血迹时，应于出生后用温湿毛巾轻轻除去，而后涂以少许消过毒的植物油。

2. 胎粪

其是由胎儿期的肠黏膜分泌物、胆汁及咽下的羊水组成，呈墨绿色。约 2～3 天后，新生儿粪便转为正常的淡黄色。由于胎粪对新生儿肛周皮肤有刺激性，故在每次排便后应用温水清洗臀部，擦干后敷以薄层植物油，以预防红臀(尿布皮炎)发生。

3. 马牙

新生儿的上腭中线和齿龈切缘上常有黄白色小斑点，称为上皮珠，俗称“马牙”或“板牙”，系上皮细胞堆积或黏液腺分泌物堆积所致。于出生后数周至数月自行消失，不可胡乱用针去挑或毛巾去擦，以防引起感染。

4. 生理性体重下降

由于出生后最初几天进食较少，同时有不显性失水和大小便排出，故在生后的 2～4 天内体重有所下降，较刚出生时减轻体重 6%～9%，称之为生理性体重下降。随着奶量的增大，进食增加，在生后 10 天左右恢复正常，进入快速生长阶段。遇此情况无须特殊处理，加强观察即可。

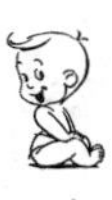

5. 脱水热

新生儿皮下脂肪薄，体表面积相对较大，容易散热。室温过高时通过皮肤散热增加，如果此时体内水分不足，血液浓缩，易使新生儿发生脱水热。脱水热的热度一般不超过 38℃，如能及时发现，补液后可很快降至正常。

预防脱水热的护理：新生儿衣着宜松软，不可紧包；炎热季节要保持室内通风，同时需供给充足的水分。

6. 生理性黄疸

由于胎儿在宫内所处的低氧环境刺激红细胞生成过多，使新生儿早期胆红素的来源较成人多，加之新生儿肝细胞对胆红素的摄取、结合及排泄功能差，故可引起生理性黄疸现象。一般于出生后 2～3 天出现，4～5 天最明显，7～14 天消退。一般情况良好，具有自限性，不需治疗，预后良好。

7. 生理性乳腺肿大

男女新生儿均可发生，在出生后 3～5 天出现，乳房肿大如蚕豆鸽蛋大小，甚至可挤出少量乳汁。这是因为孕妇的黄体酮和催乳素经胎盘至胎儿，分娩后孕妇雌激素的影响中断，催乳素的作用增加，以致乳腺肿大及分泌乳汁。一般不必特殊处理，不可挤压以防继发感染，约在生后 2～3 周消退。

8. 假月经

少数女婴出生后 5～7 天可从阴道流出少量血液，似月经，持续 1～3 天自止。此乃因孕母后期雌激素进入胎儿体内造成的影响，于出生后突然中断所致，一般不需处理。如果出血增多或时间延长，则应按新生儿出血症处理，给予维生素 K、维生素 C、卡巴克洛、酚磺乙胺等治疗。

（三）新生儿居家保健

1. 保暖

新生儿居室的温度与湿度应随气候温度变化调节；有条件的家庭在冬季应使室内温度保持在 20℃～22℃，湿度以 55％为宜；夏季应避免室内温度过高。根据季节和新生儿个体状况逐渐增加户外活动时间，以获得天然维生素 D 和增强抵抗力。

2. 喂养

尽早吸吮母奶，指导母亲正确哺乳方法；母奶确实不足或无法进行母奶喂养的婴儿，指导母亲选用配方奶粉喂养；纯母奶喂养的新生儿 2 周后补充维生素 D 400IU/日；避免新生儿或婴儿发生维生素 K 缺乏性出血性疾病。

3. 皮肤护理

每日洗澡，特别注意保持脐带残端清洁和干燥；选择合适的衣服与尿布；不需特别处理新生儿痤疮、“马牙”、“上皮珠”、乳房肿大、“假月经”、红斑、粟粒疹；不可给新生儿挤乳头、擦口腔，以免发生新生儿乳腺炎和口腔黏膜感染，有问题及时看医生。

4. 促进新生儿感知觉、运动发育

父母应多与新生儿进行眼与眼的交流，皮肤与皮肤的接触，让新生儿多看鲜艳的玩具、听优美的音乐。衣服应宽松，四肢活动自由，双手外露触摸物体；2～3 周后可每日俯卧 1～2 次，训练抬头发育。

新生儿抚触是时下流行的一种科学育婴新方法，它通过触摸新生儿的皮肤和机体，刺激其感觉器官的发育，增进生理成长和神经系统反应；增加对外在环境的认知，在抚触的过程中，还能加深亲子之间的浓厚感情。

5. 预防感染

新生儿居室应保持空气新鲜；避免交叉感染；其用具需每日煮沸消毒；对于乙肝表面抗原（HBsAg）阳性、乙肝 e 抗原（HBeAg）阳性母亲的婴儿，出生后 12 个小时注射高效丙种球蛋白与乙肝疫苗，对阻断乙肝病毒的母婴传播效果较好；母亲为 HBV 慢性携带者哺乳不增加 HBV 传播的危险度；"大三阳"母亲的婴儿应得到免疫保护，且不宜喂养母乳。

（四）慎用药物

新生儿肝功能不成熟，某些药物体内代谢率低，在体内蓄积发生副作用。哺乳期母亲用药应考虑乳汁中药物对新生儿的作用。

表 8－1　对胎儿、新生儿可能有害的药物

药物	有害作用	发生期
吗啡、海洛因、嗪啶	呼吸抑制、新生儿死亡	全妊娠期，新生儿期
红霉素	肝损伤	近产期，新生儿期
链霉素、卡那霉素	第八对脑神经损害、耳聋	全妊娠期
复方新诺明、新生霉素、维生素 K	血胆红色素增多、核黄疸	近产期，产期，新生儿期
碘化钾、抗甲状腺药	甲状腺肿、智力低下	全孕期
磺胺类	高胆红素血症	近产期，产期，新生儿期
利尿剂（噻嗪类）	电解质不平衡、血小板减少、内出血	全妊娠期
苯巴比妥	新生儿出血（肝损伤）窒息、脑损伤、新生儿代谢障碍	近产期，产期，新生儿期
阿司匹林	新生儿出血	近产期，新生儿期，产期
呋喃妥因	溶血	近产期，新生儿期
苯乙双胍	乳酸中毒	全妊娠期
抗组织胺药	抑制呼吸、血胆红素增多	近产期，产期，新生儿期
氯霉素	肝损伤、血管舒缩性虚脱（灰婴综合征）	近产期，产期，新生儿期

三、婴儿期保健

（一）婴儿期的特点

（1）体格生长：出生后体重增长最快的时期，是第一个高峰。

（2）消化道功能：发育不成熟，生长速度快，需要营养素丰富的食物。

（3）感知觉、行为发育：是感知觉和行为发育最快的时期，是视觉、情感、语言发育的关键期。

（4）免疫功能：6 个月后从母体获得的被动免疫抗体逐渐消失，主动免疫功能尚未成熟。

（二）婴儿保健

促进儿童早期发展是婴儿期的保健重点，包括婴儿的营养、卫生保健、情感交流、生活技

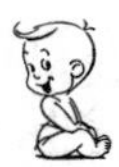

能培养和智力开发。家庭是婴儿期保健和早期发展的主体，与父母育儿水平及父母接受科学知识的态度和能力密切相关。

1. 高能量、高蛋白的乳类营养

婴儿期营养状况以及儿童期生长发育的情况均与成年后的健康状况密切相关。提倡纯母乳，逐渐适时地添加辅食；部分母乳喂养或人工喂养婴儿则应正确选择配方奶；4～6 个月的婴儿应开始引入其他食物，为婴儿后期接受成人食物做准备；在婴儿新食物的引入过程中，医生应指导家长避免或减少食物过敏的发生。

2. 促情感、感知觉、语言、运动发育

及时满足婴儿需要，增加安全感与成人的信赖；将婴儿交给其他人抚养是一种忽视婴儿的行为。经常用带有声、光、色的玩具刺激婴儿对外界反应，促进婴儿感知发育，按月龄结合婴儿能力训练。

3. 生活技能培训

开始培养婴儿独立睡眠习惯，婴儿睡眠环境稳定，居室光线应柔和，不任意改变儿童的睡眠时间，睡前避免过度兴奋，固定位置的床位。婴儿睡觉时喂哺、拍、摇均不利于婴儿建立良好的睡眠习惯。进食技能：3～4 个月月龄后就应逐渐停止夜间哺乳；4～6 个月龄婴儿可逐渐引入其他食物，使适应多种食物的味道，训练用勺进食；7～8 个月后学习用杯喝奶、水；1 岁左右宜完全断离奶瓶；条状食物有利于训练 8 个月月龄以上的婴儿抓取食物；尽早独立进食。排便习惯：随食物性质的改变和消化功能的成熟，婴儿可坐稳、大便次数逐渐减少到每日 1～2 次时，便可开始训练坐便盆、定时排大便；当儿童会走路，能听懂成人语言时，可开始训练儿童控制大小便。一般 1 岁左右的儿童已可表示便意，2～3 岁后夜间可不排尿。注意训练 2 岁左右的儿童白天控制小便。

4. 口腔保健

注意婴儿用奶瓶的正确姿势，避免将乳头抵压上颌，影响颌骨发育；乳牙萌出后经常含乳头入睡影响乳牙发育，可发生“奶瓶龋齿”。乳牙萌出后始给婴儿用指套牙刷或小牙刷刷牙，每晚睡前一次。应逐渐增加 8 个月月龄以上婴儿食物的质地与长度，有利于咀嚼与乳牙萌出。乳牙萌出时婴儿可能出现低热、烦闹、流涎。

5. 预防感染

提倡母乳喂养；按计划免疫程序完成卡介苗、脊髓灰质炎、百白破、麻疹、乙型肝炎等疫苗接种；每日洗澡、勤换衣裤；用尿布或纸尿裤保护会阴皮肤清洁，避免泌尿系统感染。

四、幼儿期保健

（一）幼儿特点

（1）神经心理特点：运动与语言基本能力的发育，能主动观察、认知、进行社交活动；出现第一个违拗期。

（2）体格生长：速度较婴儿期缓慢。

（3）消化道、肾功能：发育逐渐成熟。

（二）幼儿保健

幼儿心理活动，尤其自我意识的发展，对周围环境产生好奇心、喜欢模仿，但易被成人过分呵护而抑制其独立能力的发展。幼儿期个性的发展是学龄期儿童的自信、勤奋或依赖、退缩心理状态的基础。

1. 促进幼儿语言发育与大运动能力的发展

通过游戏、讲故事、唱歌等学习语言；选择促进肌肉动作协调发育的玩具，有助于发展幼儿想象、思维能力。

2. 培养自我生活能力

培养幼儿独立生活能力和养成良好的生活习惯，为适应幼儿园独立生活作准备。幼儿注意力持续时间短，安排学习活动不宜过长。

3. 定期健康检查

每3～6个月应进行体格检查一次，预防营养性不良、单纯性肥胖等营养性疾病；用生长曲线监测幼儿身高生长速度，注意保护幼儿隐私。

4. 预防疾病、事故

3岁以下幼儿尽量不食瓜子、花生等食物，预防异物吸入引起窒息；不宜让幼儿独自外出或留在家中，以免发生事故；监护人应注意避免幼儿活动环境与设施中有致幼儿烫伤、跌伤、溺水、触电的危险因素。完成加强免疫，可根据传染病流行病学、卫生资源、经济水平、家长的自我保健需求自愿接种其他疫苗。

5. 合理营养

供给丰富的平衡营养素，食物种类、质地接近成人，每日5～6餐适合幼儿生长需要和消化道功能水平，其中乳类供能仍不应低于总能量的1/3(约30千卡/千克)。发展进食独立行为，鼓励自己进食，防止强迫进食；注意维生素D的补充，包括坚持每日户外活动1小时，进行空气浴、日光浴。

6. 口腔保健

家长用指套牙刷或小牙刷帮助幼儿刷牙，每晚一次，预防龋齿。1岁后应断离奶瓶，预防错颌畸形和“奶瓶龋齿”。逐渐增加儿童食物的质地与长度，有利于咀嚼、吞咽与乳牙发育。

五、学前期保健

(一)学前儿童特点

1. 心理行为发育

儿童脑发育接近成人，动作发育协调，语言、思维、想象力接近成熟，是个性、性格形成的关键时期。

2. 体格生长

速度较平稳，主要受遗传、内分泌因素的影响。

(二)学前儿童保健

学前期儿童智力发展快，独立活动范围扩大。良好的学习兴趣、习惯与学龄期儿童在校学习状况有关。

1. 加强入学教育

包括培养学习习惯，注意发展儿童想象与思维能力，使之具有良好的心理素质。通过游戏、体育活动增强体质，在游戏中学习遵守规则和与人交往。活动安排动静结合，游戏中学习的形式可增加儿童兴趣，时间以20～25分钟为宜。

2. 保证充足营养

膳食结构接近成人，与成人共进主餐，每日4～5餐(3餐主食，1～2餐点心)；每日摄入优质蛋白质占总蛋白的1/2，其中乳类供能占总能量的1/3(约25千卡/千克)。

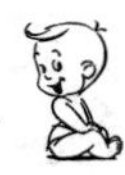

3. 预防感染与事故

集体机构儿童特别注意预防传染性疾病，如肝炎、麻疹、痢疾等疾病；预防儿童外伤、溺水、误服药物、食物中毒、触电等事故。

4. 合理安排生活

保证儿童身体健康，培养儿童集体主义精神、控制情绪和遵守规则的能力。

5. 体格检查

每年 1～2 次体格检查，记录结果，了解生长速度；教育儿童正确坐走姿势，预防脊柱畸形。

6. 视力保健

每年接受一次视力筛查（视力表）和眼的全面检查；培养良好的用眼习惯；创造较好的采光条件；积极矫正屈光不正；防治各种流行性眼病。

7. 口腔保健

3 岁儿童应学会自己刷牙，培养每天早晚刷牙的习惯，每次 2～3 分钟，预防龋齿；帮助儿童纠正不良口腔习惯，包括吸吮手指、咬唇或物，预防错颌畸形。每半年或每年检查口腔一次。

六、学龄儿童保健

（一）学龄儿童特点

1. 心理发育成熟

逻辑思维逐渐发育，求知欲强，个性明显。青春期少年出现第二个违拗期。

2. 体格生长

青春期前的学龄儿童体格生长稳定增长，部分青少年在学龄期的后期进入青春期。

（二）学龄儿童保健

教育与教养环境影响儿童学习和对生活的态度。

1. 提供适宜的学习条件

培养良好的学习兴趣、习惯；给予正面积极教育，着力加强素质教育；积极开展体育锻炼，不仅可以增强体质同时也培养了儿童的毅力、奋斗精神和团队精神。

2. 平衡膳食

加强营养有益儿童学习注意力集中，每日摄入优质蛋白质占总蛋白的 1/2，满足第二个生长高峰的需要；多食富含钙的食物（乳类≥500 毫升/每天），加强运动，使骨量发育达最佳状态，达到最佳骨峰值。

3. 体格检查

每年体格检查一次，监测生长发育，及时发现体格生长偏离及异常并及早干预。保证充足睡眠时间。

4. 眼、口腔保健

每年做眼、口腔检查一次，预防屈光不正、龋齿的发生。

5. 进行法制教育

增加儿童法律知识，认识家庭和自己必须遵纪守法的重要性。

6. 性知识教育

按不同年龄进行教育，包括对自身的保护，正确认识性发育对青少年心理生理的影响，学习有关性病、艾滋病危险因素科普知识。

7. 预防感染和事故

学习交通安全规则和事故的防范知识，减少伤残发生。

8. 疾病筛查

注意检查脊柱，除外脊柱侧弯、后凸畸形；学习困难儿童应排除注意缺陷多动障碍、情绪和行为问题以及特殊发育障碍。预防缺铁性贫血、营养不足等常见病；改善进食行为，加强体格锻炼，避免发生肥胖症。

七、青少年保健

(一)青少年特点

1. 心理冲突：生理发育较成熟，而心理和社会适应能力发展相对滞后，易产生青春期复杂的心理卫生问题。

2. 体格发育：为出生后体格发育的第二个高峰期，性功能发育。

(二)青少年保健

1. 心理教育

培养意志、团队精神，学习与人相处，礼貌待人，遵守规则；注意培养青少年具备承受压力与失败的良好心理状态；帮助青少年正确认识社会的不良现象，提高是非辨别能力，把握自己的行为，远离恶习。

2. 性教育

青少年应进行正确的性教育，使其在生理上和心理上对性具有正确的认识。

3. 疾病筛查

及早干预心理异常，注意筛查性发育与内分泌疾病。

4. 平衡膳食

以获得生长所需的各种营养素，摄入量与个人生长需要有关；注意能量、蛋白质、钙及铁营养素的量，乳类不小于500毫升/每天。

附表：

我国 7 岁以下儿童生长发育参照标准

表 1　7 岁以下男童身高(长)标准值(cm)

年龄	月龄	－3SD	－2SD	－1SD	中位数	＋1SD	＋2SD	＋3SD
出生	0	45.2	46.9	48.6	50.4	52.2	54	55.8
	1	48.7	50.7	52.7	54.8	56.9	59	61.2
	2	52.2	54.3	56.5	58.7	61	63.3	65.7
	3	55.3	57.5	59.7	62	64.3	66.6	69
	4	57.9	60.1	62.3	64.6	66.9	69.3	71.7
	5	59.9	62.1	64.4	66.7	69.1	71.5	73.9
	6	61.4	63.7	66	68.4	70.8	73.3	75.8
	7	62.7	65	67.4	69.8	72.3	74.8	77.4
	8	63.9	66.3	68.7	71.2	73.7	76.3	78.9
	9	65.2	67.6	70.1	72.6	75.2	77.8	80.5
	10	66.4	68.9	71.4	74	76.6	79.3	82.1
	11	67.5	70.1	72.7	75.3	78	80.8	83.6
1 岁	12	68.6	71.2	73.8	76.5	79.3	82.1	85
	15	71.2	74	76.9	79.8	82.8	85.8	88.9
	18	73.6	76.6	79.6	82.7	85.8	89.1	92.4
	21	76	79.1	82.3	85.6	89	92.4	95.9
2 岁	24	78.3	81.6	85.1	88.5	92.1	95.8	99.5
	27	80.5	83.9	87.5	91.1	94.8	98.6	102.5
	30	82.4	85.9	89.6	93.3	97.1	101	105
	33	84.4	88	91.6	95.4	99.3	103.2	107.2
3 岁	36	86.3	90	93.7	97.5	101.4	105.3	109.4
	39	87.5	91.2	94.9	98.8	102.7	106.7	110.7
	42	89.3	93	96.7	100.6	104.5	108.6	112.7
	45	90.9	94.6	98.5	102.4	106.4	110.4	114.6
4 岁	48	92.5	96.3	100.2	104.1	108.2	112.3	116.5
	51	94	97.9	101.9	105.9	110	114.2	118.5
	54	95.6	99.5	103.6	107.7	111.9	116.2	120.6

（续表）

年龄	月龄	−3SD	−2SD	−1SD	中位数	+1SD	+2SD	+3SD
	57	97.1	101.1	105.3	109.5	113.8	118.2	122.6
5岁	60	98.7	102.8	107	111.3	115.7	120.1	124.7
	63	100.2	104.4	108.7	113	117.5	122	126.7
	66	101.6	105.9	110.2	114.7	119.2	123.8	128.6
	69	103	107.3	111.7	116.3	120.9	125.6	130.4
6岁	72	104.1	108.6	113.1	117.7	122.4	127.2	132.1
	75	105.3	109.8	114.4	119.2	124	128.8	133.8
	78	106.5	111.1	115.8	120.7	125.6	130.5	135.6
	81	107.9	112.6	117.4	122.3	127.3	132.4	137.6

注：表中3岁前为身长，3岁及3岁后为身高。

表2　7岁以下女童身高(长)标准值(cm)

年龄	月龄	−3SD	−2SD	−1SD	中位数	+1SD	+2SD	+3SD
出生	0	44.7	46.4	48	49.7	51.4	53.2	55
	1	47.9	49.8	51.7	53.7	55.7	57.8	59.9
	2	51.1	53.2	55.3	57.4	59.6	61.8	64.1
	3	54.2	56.3	58.4	60.6	62.8	65.1	67.5
	4	56.7	58.8	61	63.1	65.4	67.7	70
	5	58.6	60.8	62.9	65.2	67.4	69.8	72.1
	6	60.1	62.3	64.5	66.8	69.1	71.5	74
	7	61.3	63.6	65.9	68.2	70.6	73.1	75.6
	8	62.5	64.8	67.2	69.6	72.1	74.7	77.3
	9	63.7	66.1	68.5	71	73.6	76.2	78.9
	10	64.9	67.3	69.8	72.4	75	77.7	80.5
	11	66.1	68.6	71.1	73.7	76.4	79.2	82
1岁	12	67.2	69.7	72.3	75	77.7	80.5	83.4
	15	70.2	72.9	75.6	78.5	81.4	84.3	87.4
	18	72.8	75.6	78.5	81.5	84.6	87.7	91
	21	75.1	78.1	81.2	84.4	87.7	91.1	94.5
2岁	24	77.3	80.5	83.8	87.2	90.7	94.3	98
	27	79.3	82.7	86.2	89.8	93.5	97.3	101.2
	30	81.4	84.8	88.4	92.1	95.9	99.8	103.8

（续表）

年龄	月龄	－3SD	－2SD	－1SD	中位数	＋1SD	＋2SD	＋3SD
	33	83.4	86.9	90.5	94.3	98.1	102	106.1
3 岁	36	85.4	88.9	92.5	96.3	100.1	104.1	108.1
	39	86.6	90.1	93.8	97.5	101.4	105.4	109.4
	42	88.4	91.9	95.6	99.4	103.3	107.2	111.3
	45	90.1	93.7	97.4	101.2	105.1	109.2	113.3
4 岁	48	91.7	95.4	99.2	103.1	107	111.1	115.3
	51	93.2	97	100.9	104.9	109	113.1	117.4
	54	94.8	98.7	102.7	106.7	110.9	115.2	119.5
	57	96.4	100.3	104.4	108.5	112.8	117.1	121.6
5 岁	60	97.8	101.8	106	110.2	114.5	118.9	123.4
	63	99.3	103.4	107.6	111.9	116.2	120.7	125.3
	66	100.7	104.9	109.2	113.5	118	122.6	127.2
	69	102	106.3	110.7	115.2	119.7	124.4	129.1
6 岁	72	103.2	107.6	112	116.6	121.2	126	130.8
	75	104.4	108.8	113.4	118	122.7	127.6	132.5
	78	105.5	110.1	114.7	119.4	124.3	129.2	134.2
	81	106.7	111.4	116.1	121	125.9	130.9	136.1

注：表中 3 岁前为身长，3 岁及 3 岁后为身高。

表 3　7 岁以下男童体重标准值(kg)

年龄	月龄	－3SD	－2SD	－1SD	中位数	＋1SD	＋2SD	＋3SD
出生	0	2.26	2.58	2.93	3.32	3.73	4.18	4.66
	1	3.09	3.52	3.99	4.51	5.07	5.67	6.33
	2	3.94	4.47	5.05	5.68	6.38	7.14	7.97
	3	4.69	5.29	5.97	6.7	7.51	8.4	9.37
	4	5.25	5.91	6.64	7.45	8.34	9.32	10.39
	5	5.66	6.36	7.14	8	8.95	9.99	11.15
	6	5.97	6.7	7.51	8.41	9.41	10.5	11.72
	7	6.24	6.99	7.83	8.76	9.79	10.93	12.2
	8	6.46	7.23	8.09	9.05	10.11	11.29	12.6
	9	6.67	7.46	8.35	9.33	10.42	11.64	12.99
	10	6.86	7.67	8.58	9.58	10.71	11.95	13.34

（续表）

年龄	月龄	－3SD	－2SD	－1SD	中位数	＋1SD	＋2SD	＋3SD
	11	7.04	7.87	8.8	9.83	10.98	12.26	13.68
1岁	12	7.21	8.06	9	10.05	11.23	12.54	14
	15	7.68	8.57	9.57	10.68	11.93	13.32	14.88
	18	8.13	9.07	10.12	11.29	12.61	14.09	15.75
	21	8.61	9.59	10.69	11.93	13.33	14.9	16.66
2岁	24	9.06	10.09	11.24	12.54	14.01	15.67	17.54
	27	9.47	10.54	11.75	13.11	14.64	16.38	18.36
	30	9.86	10.97	12.22	13.64	15.24	17.06	19.13
	33	10.24	11.39	12.68	14.15	15.82	17.72	19.89
3岁	36	10.61	11.79	13.13	14.65	16.39	18.37	20.64
	39	10.97	12.19	13.57	15.15	16.95	19.02	21.39
	42	11.31	12.57	14	15.63	17.5	19.65	22.13
	45	11.66	12.96	14.44	16.13	18.07	20.32	22.91
4岁	48	12.01	13.35	14.88	16.64	18.67	21.01	23.73
	51	12.37	13.76	15.35	17.18	19.3	21.76	24.63
	54	12.74	14.18	15.84	17.75	19.98	22.57	25.61
	57	13.12	14.61	16.34	18.35	20.69	23.43	26.68
5岁	60	13.5	15.06	16.87	18.98	21.46	24.38	27.85
	63	13.86	15.48	17.38	19.6	22.21	25.32	29.04
	66	14.18	15.87	17.85	20.18	22.94	26.24	30.22
	69	14.48	16.24	18.31	20.75	23.66	27.17	31.43
6岁	72	14.74	16.56	18.71	21.26	24.32	28.03	32.57
	75	15.01	16.9	19.14	21.82	25.06	29.01	33.89
	78	15.3	17.27	19.62	22.45	25.89	30.13	35.41
	81	15.66	17.73	20.22	23.24	26.95	31.56	37.39

表4　7岁以下女童体重标准值(kg)

年龄	月龄	－3SD	－2SD	－1SD	中位数	＋1SD	＋2SD	＋3SD
出生	0	2.26	2.54	2.85	3.21	3.63	4.1	4.65
	1	2.98	3.33	3.74	4.2	4.74	5.35	6.05
	2	3.72	4.15	4.65	5.21	5.86	6.6	7.46
	3	4.4	4.9	5.47	6.13	6.87	7.73	8.71

（续表）

年龄	月龄	－3SD	－2SD	－1SD	中位数	＋1SD	＋2SD	＋3SD
	4	4.93	5.48	6.11	6.83	7.65	8.59	9.66
	5	5.33	5.92	6.59	7.36	8.23	9.23	10.38
	6	5.64	6.26	6.96	7.77	8.68	9.73	10.93
	7	5.9	6.55	7.28	8.11	9.06	10.15	11.4
	8	6.13	6.79	7.55	8.41	9.39	10.51	11.8
	9	6.34	7.03	7.81	8.69	9.7	10.86	12.18
	10	6.53	7.23	8.03	8.94	9.98	11.16	12.52
	11	6.71	7.43	8.25	9.18	10.24	11.46	12.85
1岁	12	6.87	7.61	8.45	9.4	10.48	11.73	13.15
	15	7.34	8.12	9.01	10.02	11.18	12.5	14.02
	18	7.79	8.63	9.57	10.65	11.88	13.29	14.9
	21	8.26	9.15	10.15	11.3	12.61	14.12	15.85
2岁	24	8.7	9.64	10.7	11.92	13.31	14.92	16.77
	27	9.1	10.09	11.21	12.5	13.97	15.67	17.63
	30	9.48	10.52	11.7	13.05	14.6	16.39	18.47
	33	9.86	10.94	12.18	13.59	15.22	17.11	19.29
3岁	36	10.23	11.36	12.65	14.13	15.83	17.81	20.1
	39	10.6	11.77	13.11	14.65	16.43	18.5	20.9
	42	10.95	12.16	13.55	15.16	17.01	19.17	21.69
	45	11.29	12.55	14	15.67	17.6	19.85	22.49
4岁	48	11.62	12.93	14.44	16.17	18.19	20.54	23.3
	51	11.96	13.32	14.88	16.69	18.79	21.25	24.14
	54	12.3	13.71	15.33	17.22	19.42	22	25.04
	57	12.62	14.08	15.78	17.75	20.05	22.75	25.96
5岁	60	12.93	14.44	16.2	18.26	20.66	23.5	26.87
	63	13.23	14.8	16.64	18.78	21.3	24.28	27.84
	66	13.54	15.18	17.09	19.33	21.98	25.12	28.89
	69	13.84	15.54	17.53	19.88	22.65	25.96	29.95
6岁	72	14.11	15.87	17.94	20.37	23.27	26.74	30.94
	75	14.38	16.21	18.35	20.89	23.92	27.57	32
	78	14.66	16.55	18.78	21.44	24.61	28.46	33.14
	81	14.96	16.92	19.25	22.03	25.37	29.42	34.4

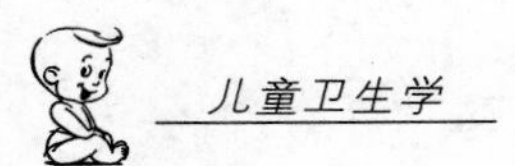

表5　7岁以下男童头围标准值(cm)

年龄	月龄	−3SD	−2SD	−1SD	中位数	+1SD	+2SD	+3SD
出生	0	30.9	32.1	33.3	34.5	35.7	36.8	37.9
	1	33.3	34.5	35.7	36.9	38.2	39.4	40.7
	2	35.2	36.4	37.6	38.9	40.2	41.5	42.9
	3	36.7	37.9	39.2	40.5	41.8	43.2	44.6
	4	38	39.2	40.4	41.7	43.1	44.5	45.9
	5	39	40.2	41.5	42.7	44.1	45.5	46.9
	6	39.8	41	42.3	43.6	44.9	46.3	47.7
	7	40.4	41.7	42.9	44.2	45.5	46.9	48.4
	8	41	42.2	43.5	44.8	46.1	47.5	48.9
	9	41.5	42.7	44	45.3	46.6	48	49.4
	10	41.9	43.1	44.4	45.7	47	48.4	49.8
	11	42.3	43.5	44.8	46.1	47.4	48.8	50.2
1岁	12	42.6	43.8	45.1	46.4	47.7	49.1	50.5
	15	43.2	44.5	45.7	47	48.4	49.7	51.1
	18	43.7	45	46.3	47.6	48.9	50.2	51.6
	21	44.2	45.5	46.7	48	49.4	50.7	52.1
2岁	24	44.6	45.9	47.1	48.4	49.8	51.1	52.5
	27	45	46.2	47.5	48.8	50.1	51.4	52.8
	30	45.3	46.5	47.8	49.1	50.4	51.7	53.1
	33	45.5	46.8	48	49.3	50.6	52	53.3
3岁	36	45.7	47	48.3	49.6	50.9	52.2	53.5
	42	46.2	47.4	48.7	49.9	51.3	52.6	53.9
4岁	48	46.5	47.8	49	50.3	51.6	52.9	54.2
	54	46.9	48.1	49.4	50.6	51.9	53.2	54.6
5岁	60	47.2	48.4	49.7	51	52.2	53.6	54.9
	66	47.5	48.7	50	51.3	52.5	53.8	55.2
6岁	72	47.8	49	50.2	51.5	52.8	54.1	55.4

表 6　7 岁以下女童头围标准值(cm)

年龄	月龄	−3SD	−2SD	−1SD	中位数	+1SD	+2SD	+3SD
出生	0	30.4	31.6	32.8	34	35.2	36.4	37.5
	1	32.6	33.8	35	36.2	37.4	38.6	39.9
	2	34.5	35.6	36.8	38	39.3	40.5	41.8
	3	36	37.1	38.3	39.5	40.8	42.1	43.4
	4	37.2	38.3	39.5	40.7	41.9	43.3	44.6
	5	38.1	39.2	40.4	41.6	42.9	44.3	45.7
	6	38.9	40	41.2	42.4	43.7	45.1	46.5
	7	39.5	40.7	41.8	43.1	44.4	45.7	47.2
	8	40.1	41.2	42.4	43.6	44.9	46.3	47.7
	9	40.5	41.7	42.9	44.1	45.4	46.8	48.2
	10	40.9	42.1	43.3	44.5	45.8	47.2	48.6
	11	41.3	42.4	43.6	44.9	46.2	47.5	49
1 岁	12	41.5	42.7	43.9	45.1	46.5	47.8	49.3
	15	42.2	43.4	44.6	45.8	47.2	48.5	50
	18	42.8	43.9	45.1	46.4	47.7	49.1	50.5
	21	43.2	44.4	45.6	46.9	48.2	49.6	51
2 岁	24	43.6	44.8	46	47.3	48.6	50	51.4
	27	44	45.2	46.4	47.7	49	50.3	51.7
	30	44.3	45.5	46.7	48	49.3	50.7	52.1
	33	44.6	45.8	47	48.3	49.6	50.9	52.3
3 岁	36	44.8	46	47.3	48.5	49.8	51.2	52.6
	42	45.3	46.5	47.7	49	50.3	51.6	53
4 岁	48	45.7	46.9	48.1	49.4	50.6	52	53.3
	54	46	47.2	48.4	49.7	51	52.3	53.7
5 岁	60	46.3	47.5	48.7	50	51.3	52.6	53.9
	66	46.6	47.8	49	50.3	51.5	52.8	54.2
6 岁	72	46.8	48	49.2	50.5	51.8	53.1	54.4

表7 45～110cm身长的体重标准值(男)

身长(cm)	体重(kg)						
	－3SD	－2SD	－1SD	中位数	＋1SD	＋2SD	＋3SD
46	1.8	1.99	2.19	2.41	2.65	2.91	3.18
48	2.11	2.34	2.58	2.84	3.12	3.42	3.74
50	2.43	2.68	2.95	3.25	3.57	3.91	4.29
52	2.78	3.06	3.37	3.71	4.07	4.47	4.9
54	3.19	3.51	3.87	4.25	4.67	5.12	5.62
56	3.65	4.02	4.41	4.85	5.32	5.84	6.41
58	4.13	4.53	4.97	5.46	5.99	6.57	7.21
60	4.61	5.05	5.53	6.06	6.65	7.3	8.01
62	5.09	5.56	6.08	6.66	7.3	8	8.78
64	5.54	6.05	6.6	7.22	7.91	8.67	9.51
66	5.97	6.5	7.09	7.74	8.47	9.28	10.19
68	6.38	6.93	7.55	8.23	9	9.85	10.81
70	6.76	7.34	7.98	8.69	9.49	10.38	11.39
72	7.12	7.72	8.38	9.12	9.94	10.88	11.93
74	7.47	8.08	8.76	9.52	10.38	11.34	12.44
76	7.81	8.43	9.13	9.91	10.8	11.8	12.93
78	8.14	8.78	9.5	10.31	11.22	12.25	13.42
80	8.49	9.15	9.88	10.71	11.64	12.7	13.92
82	8.85	9.52	10.27	11.12	12.08	13.17	14.42
84	9.21	9.9	10.66	11.53	12.52	13.64	14.94
86	9.58	10.28	11.07	11.96	12.97	14.13	15.46
88	9.96	10.68	11.48	12.39	13.43	14.62	16
90	10.34	11.08	11.9	12.83	13.9	15.12	16.54
92	10.74	11.48	12.33	13.28	14.37	15.63	17.1
94	11.14	11.9	12.77	13.75	14.87	16.16	17.68
96	11.56	12.34	13.22	14.23	15.38	16.72	18.29
98	11.99	12.79	13.7	14.74	15.93	17.32	18.95
100	12.44	13.26	14.2	15.27	16.51	17.96	19.67
102	12.89	13.75	14.72	15.83	17.12	18.64	20.45
104	13.35	14.24	15.25	16.41	17.77	19.37	21.29
106	13.82	14.74	15.79	17.01	18.45	20.15	22.21
108	14.27	15.24	16.34	17.63	19.15	20.97	23.19
110	14.74	15.74	16.91	18.27	19.89	21.85	24.27

表 8　80～140cm 身高的体重标准值(男)

身长(cm)	体重(kg)						
	－3SD	－2SD	－1SD	中位数	＋1SD	＋2SD	＋3SD
80	8.61	9.27	10.02	10.85	11.79	12.87	14.09
82	8.97	9.65	10.41	11.26	12.23	13.34	14.6
84	9.34	10.03	10.81	11.68	12.68	13.81	15.12
86	9.71	10.42	11.21	12.11	13.13	14.3	15.65
88	10.09	10.81	11.63	12.54	13.59	14.79	16.19
90	10.48	11.22	12.05	12.99	14.06	15.3	16.73
92	10.88	11.63	12.48	13.44	14.54	15.82	17.3
94	11.29	12.05	12.92	13.91	15.05	16.36	17.89
96	11.71	12.5	13.39	14.4	15.57	16.93	18.51
98	12.15	12.95	13.87	14.92	16.13	17.54	19.19
100	12.6	13.43	14.38	15.46	16.72	18.19	19.93
102	13.05	13.92	14.9	16.03	17.35	18.89	20.74
104	13.52	14.41	15.44	16.62	18	19.64	21.61
106	13.98	14.91	15.98	17.23	18.69	20.43	22.54
108	14.44	15.41	16.54	17.85	19.41	21.27	23.56
110	14.9	15.92	17.11	18.5	20.16	22.18	24.67
112	15.37	16.45	17.7	19.19	20.97	23.15	25.9
114	15.85	16.99	18.32	19.9	21.83	24.21	27.25
116	16.33	17.54	18.95	20.66	22.74	25.36	28.76
118	16.83	18.1	19.62	21.45	23.72	26.62	30.45
120	17.34	18.69	20.31	22.3	24.78	27.99	32.34
122	17.87	19.31	21.05	23.19	25.91	29.5	34.48
124	18.41	19.95	21.81	24.14	27.14	31.15	36.87
126	18.97	20.61	22.62	25.15	28.45	32.96	39.56
128	19.56	21.31	23.47	26.22	29.85	34.92	42.55
130	20.18	22.05	24.37	27.35	31.34	37.01	45.8
132	20.84	22.83	25.32	28.55	32.91	39.21	49.23
134	21.53	23.65	26.32	29.8	34.55	41.48	52.72
136	22.25	24.51	27.36	31.09	36.23	43.78	56.2
138	23	25.4	28.44	32.44	37.95	46.11	59.62
140	23.79	26.33	29.57	33.82	39.71	48.46	62.96

表9　45～110cm身长的体重标准值(女)

身长(cm)	体重(kg)						
	－3SD	－2SD	－1SD	中位数	＋1SD	＋2SD	＋3SD
46	1.89	2.07	2.28	2.52	2.79	3.09	3.43
48	2.18	2.39	2.63	2.9	3.2	3.54	3.93
50	2.48	2.72	2.99	3.29	3.63	4.01	4.44
52	2.84	3.11	3.41	3.75	4.13	4.56	5.05
54	3.26	3.56	3.89	4.27	4.7	5.18	5.73
56	3.69	4.02	4.39	4.81	5.29	5.82	6.43
58	4.14	4.5	4.91	5.37	5.88	6.47	7.13
60	4.59	4.99	5.43	5.93	6.49	7.13	7.85
62	5.05	5.48	5.95	6.49	7.09	7.77	8.54
64	5.48	5.94	6.44	7.01	7.65	8.38	9.21
66	5.89	6.37	6.91	7.51	8.18	8.95	9.82
68	6.28	6.78	7.34	7.97	8.68	9.49	10.4
70	6.64	7.16	7.75	8.41	9.15	9.99	10.95
72	6.98	7.52	8.13	8.82	9.59	10.46	11.46
74	7.3	7.87	8.49	9.2	10	10.91	11.95
76	7.62	8.2	8.85	9.58	10.4	11.34	12.41
78	7.93	8.53	9.2	9.95	10.8	11.77	12.88
80	8.26	8.88	9.57	10.34	11.22	12.22	13.37
82	8.6	9.23	9.94	10.74	11.65	12.69	13.87
84	8.95	9.6	10.33	11.16	12.1	13.16	14.39
86	9.3	9.98	10.73	11.58	12.55	13.66	14.93
88	9.67	10.37	11.15	12.03	13.03	14.18	15.5
90	10.06	10.78	11.58	12.5	13.54	14.73	16.11
92	10.46	11.2	12.04	12.98	14.06	15.31	16.75
94	10.88	11.64	12.51	13.49	14.62	15.91	17.41
96	11.3	12.1	12.99	14.02	15.19	16.54	18.11
98	11.73	12.55	13.49	14.55	15.77	17.19	18.84
100	12.16	13.01	13.98	15.09	16.37	17.86	19.61
102	12.58	13.47	14.48	15.64	16.98	18.55	20.39
104	13	13.93	14.98	16.2	17.61	19.26	21.22
106	13.43	14.39	15.49	16.77	18.25	20	22.09
108	13.86	14.86	16.02	17.36	18.92	20.78	23.02
110	14.29	15.34	16.55	17.96	19.62	21.6	24

表 10　80～140cm 身高的体重标准值(女)

身长(cm)	体重(kg)						
	－3SD	－2SD	－1SD	中位数	＋1SD	＋2SD	＋3SD
80	8.38	9	9.7	10.48	11.37	12.38	13.54
82	8.72	9.36	10.08	10.89	11.81	12.85	14.05
84	9.07	9.73	10.47	11.31	12.25	13.34	14.58
86	9.43	10.11	10.87	11.74	12.72	13.84	15.13
88	9.8	10.51	11.3	12.19	13.2	14.37	15.71
90	10.2	10.92	11.74	12.66	13.72	14.93	16.33
92	10.6	11.36	12.2	13.16	14.26	15.51	16.98
94	11.02	11.8	12.68	13.67	14.81	16.13	17.66
96	11.45	12.26	13.17	14.2	15.39	16.76	18.37
98	11.88	12.71	13.66	14.74	15.98	17.42	19.11
100	12.31	13.17	14.16	15.28	16.58	18.1	19.88
102	12.73	13.63	14.66	15.83	17.2	18.79	20.68
104	13.15	14.09	15.16	16.39	17.83	19.51	21.52
106	13.58	14.56	15.68	16.97	18.48	20.27	22.41
108	14.01	15.03	16.2	17.56	19.16	21.06	23.36
110	14.45	15.51	16.74	18.18	19.87	21.9	24.37
112	14.9	16.01	17.31	18.82	20.62	22.79	25.45
114	15.36	16.53	17.89	19.5	21.41	23.74	26.63
116	15.84	17.07	18.5	20.2	22.25	24.76	27.91
118	16.33	17.62	19.13	20.94	23.13	25.84	29.29
120	16.85	18.2	19.79	21.71	24.05	26.99	30.78
122	17.39	18.8	20.49	22.52	25.03	28.21	32.39
124	17.94	19.43	21.2	23.36	26.06	29.52	34.14
126	18.51	20.07	21.94	24.24	27.13	30.9	36.04
128	19.09	20.72	22.7	25.15	28.26	32.39	38.12
130	19.69	21.4	23.49	26.1	29.47	33.99	40.43
132	20.31	22.11	24.33	27.11	30.75	35.72	42.99
134	20.96	22.86	25.21	28.19	32.12	37.6	45.81
136	21.65	23.65	26.14	29.33	33.59	39.61	48.88
138	22.38	24.5	27.14	30.55	35.14	41.74	52.13
140	23.15	25.39	28.19	31.83	36.77	43.93	55.44

中国居民膳食营养素参考摄入量

表 1　能量和蛋白质的 RNIs 及脂肪供能比

年龄	能量				蛋白质		脂肪
	RNI/kcal		RNI/kcal		RNI/g		占能量百分比(%)
	男 M	女 F	男 M	女 F	男 M	女 F	
0～	0.4MJ/kg		95kcal/kg		1.5～3g/(kg.d)		45～50
0.5～							35～40
1～	4.60	4.40	1100	1050	35	35	
2～	5.02	4.81	1200	1150	40	40	30～35
3～	5.64	5.43	1350	1300	45	45	
4～	6.06	5.83	1450	1400	50	50	
5～	6.70	6.27	1600	1500	55	55	
6～	7.10	6.67	1700	1600	55	55	
7～	7.53	7.10	1800	1700	60	60	25～30
8～	7.94	7.53	1900	1800	65	65	
9～	8.36	7.94	2000	1900	65	65	
10～	8.80	8.36	2100	2000	70	65	
11～	10.04	9.20	2400	2200	75	75	
14～	12.00	9.62	2900	2400	85	80	25～30
18～							20～30

表 2　常量和微量元素的 RNIs 或 AIs

年龄	钙 Ca	铁 Fe	碘 I	锌 Zn			维生素 A		维生素 D	维生素 E	维生素 B1		维生素 B2		维生素 B6	维生素 B12	维生素 C	泛酸	叶酸	烟酸		胆碱	生物素
	AI	AI	RNI	RNI			RNI		RNI	AI	RNI		RNI		AI	AI	RNI	AI	RNI	RNI		AI	AI
	/mg	/mg	/mg	/mg			gRE		mg	mg	mg		mg		mg	mg	mg	mg	mg	Mg		mg	mg
0～	300	0.3		50	1.5		400(AI)		10	3	0.2(AI)		0.4(AI)		0.1	0.4	40	1.7	65(AI)	2(AI)		100	5
0.5～	400	10		50	8		400(AI)		10	3	0.3(AI)		0.5(AI)		0.3	0.5	50	1.8	80(AI)	3(AI)		150	6
1～	600	12		50	9		500		10	4	0.6		0.6		0.5	0.9	60	2.0	150	6		200	8
4～	800	12		90	12		600		10	5	0.7		0.7		0.6	1.2	70	3.0	200	7		250	12
7～	800	12		90	13.5		700		10	7	0.9		1.0		0.7	1.2	80	4.0	200	9		300	16
		男 M	女 F		男 M	女 F	700		5	10	1.2		1.2		0.9	1.8	90	5.0	300	12		350	20
11～	1000	16	18	120	18	15	男	女			男	女	男	女						男	女		
11～	1000	16	18	120	18	15	800	700	5	14	1.5	1.2	1.5	1.2	1.1	2.4	100	5.0	400	15	12	450	25
18～	800	15	20	150	15	11.5	800	700	5	14	1.4	1.3	1.4	1.2	1.2	2.4	100	5.0	400	14	13	450	30

注:RNI:推荐摄入量。

AI:适宜摄入量。

参考答案

第二章

第二节

一、运动系统

填空题

1. 骨连接、骨骼肌

2. 有机物、无机物

3. 关节,关节面、关节囊、关节腔

4. 16～17 岁

5. 胸曲、腰曲、骶曲

6. 脊柱侧弯

7. 维生素 D

8. 负

选择题

1. A

2. B

3. C

4. A

5. B

6. A

7. A

问答题

1. 特点：

(1)幼儿骨骼发育的特点。

① 骨膜较厚。骨骼在不断加长、加粗。受损伤时,恢复也比较快速；

② 全是红骨髓；

③ 有机物多,无机盐少,骨化尚未完成。

儿童几种主要骨的发育特征

颅骨的骨化最晚在婴儿 12～18 月完成。

腕骨没钙化好：腕骨共 8 块,出生时全部为软骨,以后逐渐钙化,到 10 岁左右才能全部

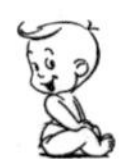

钙化。所以婴幼儿的手部力量小,为他们准备的玩具要轻,精细动作时间不宜过长。

脊柱有四个生理性弯曲,是随着婴幼儿动作的发育逐渐形成的。但要到发育成熟的年龄,这些生理性弯曲才能完全固定下来。在脊柱未完成定型以前,不良的体姿可以导致脊柱变形,使脊柱的功能受到影响。

骨盆还没发育完全:儿童骨盆未闭合,在外力作用下易发生位移。

足弓的作用:一是增加人站立的稳定性;二是保护脚底的神经和血管,减少地面对身体的冲击力。

④ 关节的特点:关节窝较浅,柔韧性大,但是牢固性差,容易引起脱臼。

(2)肌肉的特点:一是肌肉收缩力差,容易疲劳;二是大小肌肉群发育不同速。

保育要点

(1)培养儿童各种正确的姿势,预防脊柱和胸廓的畸形。(幼儿应注意做到十个字:头正、身直、胸舒、臂开、足安)

(2)合理组织户外运动和体育锻炼。

阳光是婴幼儿长骨骼所必需的营养(阳光中的紫外线照射到皮肤上可制造出维生素D)。另外,适当的运动也是骨骼发育的重要条件。

组织活动时应注意

① 全面发展动作;

②保证安全,防止伤害事故。(勿猛力牵拉婴幼儿的手臂,防脱臼;避免从高处跳下,保护骨盆)

(3)供给足够的营养,保证蛋白质,矿物质的摄入。

(4)衣服、鞋帽应宽松适度。

2. 脊柱生理弯曲的作用:可帮助脊柱吸收、缓冲运动过程中产生的压力,有利于身体保持柔韧性和平衡。

儿童脊柱易出现变形的原因:不正确的站立行走和骨骼疾病(如胸椎结核、类湿性脊柱炎等)会使脊柱两侧的肌肉和韧带不平衡发展,形成一侧肌肉和韧带过度紧张,从而导致脊柱变形。

二、呼吸系统

填空题

1. 鼻腔、咽、喉

2. 呼吸道、肺、肺

3. 过滤

4. 咽

5. 喉、防止食物滑入气管

6. 大、小

7. 宽、短、平直、中耳炎

8. 长而宽、短而窄

选择题

1. A

2. A

3. A

4. C

5. A

6. C

7. B

8. A

问答题

1. 儿童呼吸系统特点

(1)小儿鼻腔相对较短,鼻腔狭窄,黏膜柔嫩,富有血管,没长鼻毛,所以过滤功能差,感染时,容易引起鼻黏膜充血肿胀,造成鼻塞而张口呼吸。

(2)小儿咽鼓管较宽、短,而且平直,上呼吸道感染时,容易并发中耳炎。

(3)儿童声带的弹性纤维及喉部肌肉发育不完善,声门肌肉容易疲劳,在发炎或经常高声哭喊、唱歌时声带易充血肿胀,出现声音嘶哑。

(4)儿童气管和支气管腔狭窄,黏膜富有血管,黏液腺分泌较少,管腔干燥,纤毛运动差,所以感染时易引起呼吸困难。

儿童呼吸系统的卫生保健

(1)培养儿童良好的卫生习惯:在日常生活中,教育儿童用鼻呼吸;要正确擤鼻涕,防止鼻咽部的炎症侵入眼和中耳;打喷嚏时要遮挡;禁止用手挖鼻孔;要及时治疗鼻堵塞。

(2)儿童的声带要保护:儿童的声带还不够坚韧,不大声哭喊或扯着嗓子唱歌;不唱成人歌曲;唱歌的场所空气要新鲜,避免尘土飞扬;冬天不要顶着寒风喊叫、唱歌;夏天玩得很热时不要马上吃冷食;得了伤风感冒,要多喝水、少说话。

(3)需要充足的新鲜空气:儿童新陈代谢旺盛,呼吸浅,频率快,肺换气功能差。儿童的气管、支气管的纤毛运动能力不如成人,自净能力差,若空气污浊,易感染疾病。注意室内的通风换气,并尽量多让儿童在户外活动。

(4)严防异物进入呼吸道:教育儿童不要捡拾纽扣、玻璃珠、硬币等物品,更要教育儿童不要把这些东西放入口鼻玩耍,吃饭、喝水时不要哭笑打闹。

(5)加强体育锻炼:加强体育锻炼,增强呼吸系统的抵抗力。锻炼可以促进儿童肺和胸廓的发育,使之肺活量加大,呼吸由浅而快逐渐变为深而慢。

2. 教育儿童不要捡拾纽扣、玻璃珠、硬币等物品,更要教育儿童不要把这些东西放入口鼻玩耍,吃饭、喝水时不要哭笑打闹。成人不给儿童玩纽扣、玻璃珠、硬币等物品,给儿童玩的玩具要尽量避免小的零件。

3. 小儿鼻腔相对较短,鼻腔狭窄,黏膜柔嫩,富有血管,没长鼻毛,所以过滤功能差,感染时,容易引起鼻黏膜充血肿胀,造成鼻塞而张口呼吸。

4. 在鼻咽部的后上方有一条通向中耳的小管即咽鼓管,小儿咽鼓管较宽、短,而且平直,上呼吸道感染时,容易并发中耳炎。

三、循环系统

填空题

1. 血液循环系统、淋巴循环系统

2. 毛细血管网

3. 快、快

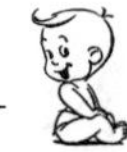

4. 脾、滤血和产生免疫应答

5. 抗细菌、抗病毒的防御功能

6. 冠状

7. 营养物质、氧气、代谢废物、二氧化碳

选择题

1. A

2. A

3. A

4. A

5. A

6. A

7. A

问答题

1. 儿童血液循环系统的特点。

(1)儿童血液的特点

①血量相对比成人多,年龄越小,比例越大。②血浆含水分多,含凝血物质少。③红细胞数目和血红蛋白量不稳定。④白细胞中中性粒细胞比例小,肌体抵抗能力差。

(2)儿童心脏的特点

①心脏相对大于成人。②心排血量较小。③心率快。

(3)儿童血管的特点:①管径粗,毛细血管丰富。②血管比成人短。③血管管壁薄,弹性小。④血压低。

儿童循环系统的保育要点

(1)防止贫血,供给儿童充足的营养,多进食含铁和蛋白质丰富的食物,如瘦肉、黄豆、芝麻酱、动物肝脏等。有利于血红蛋白的合成,预防贫血。

(2)服装宽松适度,过紧的服装鞋帽会影响儿童的血液循环,因此儿童的服装应宽大舒适。

(3)一日活动要做到动静交替、劳逸结合,避免长时间的精神紧张,要保证足够的睡眠,有利于减轻心脏的负担。

(4)科学组织体育锻炼和户外活动。

① 活动量要适当。

② 活动程序要符合生理要求,活动前应做准备运动,活动后要有整理运动。

③ 剧烈运动后不宜马上喝大量的水。喝入大量的水分会影响膈肌的运动,进入血液也会加重心脏的负担,由于运动时失水失盐较多,应适量地喝些淡盐水。

④ 多在阳光下活动或睡眠。出生2周到1个月,就可以给婴儿晒太阳,在日光照射下,周围血管扩张,血液循环加快,可促进心脏功能发育,所以应经常带婴儿到户外进行活动或睡眠。

2. 喝入大量的水分会影响膈肌的运动,进入血液也会加重心脏的负担。由于运动时失水失盐较多,所以应适量地喝些淡盐水。

四、消化系统

填空题

1. 消化道、消化腺

2. 搅拌食物、协助吞咽、感受味觉和辅助发音

3. 牙齿、咀嚼、帮助发音和保持面部外形

4. 最长、食物消化、吸收

5. 水平横位

6. 解毒能力、“低血糖”

7. 4～6、3、20

选择题

1. A

2. A

3. A

4. A

5. C

6. A

7. A

8. D

问答题

1. 龋齿形成原因

(1)致龋菌：口腔中的致龋菌可破坏牙齿，使牙齿形成龋洞。

(2)饮食：食物中含糖较高的饮料、蛋糕等均会增加龋齿的发病率，睡前吃甜食对牙齿的损害更为严重。

(3)牙齿状况：儿童牙齿发育不良以及钙化不足均会增加龋齿的发病率。

(4)其他因素：牙齿的形态、结构、位置、口腔卫生、唾液的量及性质，营养、内分泌、遗传因素系统疾病，免疫状态等，都对龋齿的发生和发展产生影响。

龋齿的预防：培养儿童良好的口腔卫生习惯。儿童进食后应及时用温水漱口，3 岁后应逐渐学会刷牙，选用合适的牙膏牙刷，刷牙时避免牙膏吞入体内。还可以采用窝沟封闭、氟化物漱口、咀嚼含木糖醇的口香糖等方法防治龋齿。

2. 新生儿的胃呈水平横位，容量较小，贲门松弛，而幽门较紧，所以在吃奶时吸入空气或喂奶后震动容易溢奶。

3. 小肠是消化道中最长的一段，成人全长约 5～6 米。小肠黏膜具有环状皱襞，并拥有大量绒毛，可以增大吸收面积。因此小肠是食物消化、吸收的主要部位。

4. 饭前注意不宜做剧烈运动。由于运动时，大量的血液都会流到参与活动的肌肉中去，消化、吸收功能也处于抑制状态，胃液分泌减少，消化能力减弱。此外，运动时交感神经兴奋，肾上腺素的分泌大大增加，这也可以使胃肠道的蠕动减弱，使消化腺的分泌大大减少。而在运动后此种状态不能立即改变，要休息一定的时间后才能恢复正常，所以在激烈运动后不能马上进食。如激烈运动后立即吃饭，就会影响消化吸收能力，长此下去会引起消化不良、食欲不振、慢性胃炎等。一般情况下，运动后经过半小时甚至更长时间的休息再吃饭为

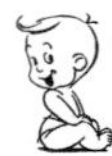

宜。饭后也不宜做剧烈运动。因为饭后人体的大量血液流向了消化系统，特别是胃肠器官，以保证消化时所需的氧气和养料的供应。但如果此时进行剧烈的运动，大量的血液就会流向运动器官，尤其是四肢，以保证肌肉工作的需要，这样就造成消化系统血量供应不足，胃肠得不到足够的血液，胃肠蠕动就会减慢变弱。此外，人体在运动时，交感神经兴奋性提高，迷走神经兴奋性减低，使消化液的分泌受到了抑制，其结果影响了消化和吸收过程。如果经常在饭后进行剧烈运动，严重的会导致胃痛、消化不良、溃疡等胃病。

五、内分泌系统

填空题

1. 激素、腺体内的毛细血管、甲状腺、碘、呆小症

2. 垂体、生长激素、“巨人症”、“肢端肥大症”

六、泌尿系统

填空题

1. 肾、输尿管、膀胱、尿道

2. 肾、膀胱、尿道内括约肌、尿道

3. 肾脏、肾小球

4. 肾实质、肾盂、皮质、髓质、肾单位

5. 短、宽、直、富于扩展性

选择题

1. A

2. D

3. D

问答题

1. 女性尿道长度仅3～5厘米，直而宽，尿道括约肌弱，细菌易沿尿道口上升至膀胱，同时尿道口与肛门接近，为细菌侵入尿道提供条件。尿道周围的局部刺激，月经期外阴部易受细菌污染，阴道炎、宫颈炎等妇科疾患，妊娠期、产后及性生活时的性激素变化，均可引起阴道、尿道黏膜改变而利于致病菌入侵。

2. 儿童新陈代谢旺盛，尿量较多，膀胱容积小，黏膜柔弱，肌肉层及弹性不发达，储尿能力差，所以年龄越小，排尿次数越多，另外由于小儿神经系统发育不健全，对排尿的调节能力差，故小儿在3岁以前主动排尿能力差，年龄越小表现越突出，时常出现遗尿现象。

七、神经系统

填空题

1. 中枢、周围、脑、脊髓

2. 神经元、感受刺激、传导兴奋

3. 大脑、小脑、间脑、脑干、大脑、胼胝体、沟和回

4. 反射、条件反射、非条件反射

5. 反射弧、感受器、传入神经、神经中枢、传出神经、效应器

6. 动力定型

7. “优势兴奋”状态

8. 镶嵌式活动

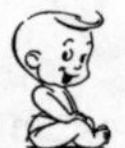

选择题

1. A

2. A

3. A

4. A

5. A

6. A

7. A

8. A

问答题

1. 儿童神经系统的特点

(1)脑量增长迅速。

(2)中枢神经系统的发育顺序:先皮下,后皮质。

(3)高级神经活动的特点:①兴奋过程占优势;②条件反射建立少;③第一信号系统发育早于第二信号系统。

(4)脑细胞的耗氧量大。

(5)可利用的能量来源单一。

儿童神经系统的保育

(1)睡眠要保证:充足的睡眠不仅能使神经系统、感觉器官和肌肉得到充分的休息,同时,睡眠对脑组织能量消耗减少,脑垂体分泌的生长素也在睡眠时增加,可以促进机体生长。保证儿童充足的睡眠时间和睡眠质量,为儿童创设良好的睡眠环境,养成良好的睡眠习惯。

(2)科学用脑:科学用脑不仅可以提高各项活动效率,更能保护和促进儿童脑的发育,开发儿童智慧的潜能。科学用脑的具体做法是:利用“优势原则”让儿童有兴趣的投入他所喜欢的活动;利用镶嵌式原则,恰当安排儿童各项活动的时间、内容和方式,是儿童轻松的活动;制定合理生活制度让儿童养成有规律的生活习惯,形成动力定型。

(3)营养要充足:充足的营养是儿童脑迅速增长的需要,营养不充足会影响到脑细胞的发育及髓鞘的形成。合理搭配主副食,食物中要有优质蛋白质、磷脂和维生素无机盐。因为脑组织对血糖的变化十分敏感,能量来源单一,葡萄糖是中枢神经系统唯一的供能物质。

(4)保证室内空气新鲜:在神经系统中,脑的氧耗量最高,儿童脑的氧耗占全身氧耗的50%左右,而成人则为20%,儿童脑组织对缺氧十分敏感,对缺氧的耐受力也较差,所以,保证儿童生活环境空气清新,定期开窗通风对神经系统的正常发育和功能的维持非常重要。

(5)积极开展体育锻炼。

2. 利用“优势原则”让儿童有兴趣的投入他所喜欢的活动;利用镶嵌式原则,恰当安排儿童各项活动的时间、内容和方式,使儿童轻松的活动;制定合理生活制度让儿童养成有规律的生活习惯,形成动力定型。

八、感觉器官

填空题

1. 眼、耳、鼻、舌、皮肤

2. 眼球壁、内容物、内膜、黄斑中央凹

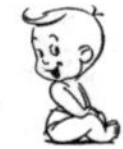

3. 房水、晶状体、玻璃体

4. 外耳、中耳、内耳、耳郭、外耳道、收集外来声波、咽鼓管

5. 10、12

6. 表皮、真皮、皮下组织、汗腺、皮脂腺、毛发、皮下组织、表皮

7. 凹透镜、凸透镜

8. 近视、远视、斜视、散光

选择题

1. A

2. A

3. A

4. B

5. A

6. A

7. B

8. D

问答题

1. 当外界声音由耳郭收集以后，从外耳道传到鼓膜，引起鼓膜的振动。鼓膜振动的频率和声波的振动频率完全一致。声音越响，鼓膜的振动幅度也越大。鼓膜的振动再引起三块听小骨的同样频率的振动。振动传导到听小骨以后，由于听骨链的作用，大大加强了振动力量，起到了扩音的作用。听骨链的振动引起耳蜗内淋巴的振动，刺激内耳的听觉感受器，听觉感受器兴奋后所产生的神经冲动沿位听神经中的耳蜗神经传到大脑皮层的听觉中枢，产生听觉。

2. (1)注意科学采光。儿童在画画、写字或看书时，应该有充足的光线。不要在日光直射下或过暗的地方，光线过强或过暗都能使眼睛很快疲劳，并影响视力。光线应从左侧射来，以免出现暗影遮光。儿童读物字体宜大，字迹图案应清晰。

(2)写字、绘画、看书、看电视等都要保持正确的姿势。坐姿要端正，背直、头正。眼与书的距离保持 1 尺为宜，正确的姿势与适当高度的桌椅有关，所以要按标准制作。儿童用眼看书与体力活动要交替进行，使眼睛得到休息。看电视的时间也要科学安排，教育儿童不要在走路、躺卧、乘车等时间看书，以免增加眼球的紧张度，儿童座位要隔一段时间进行调换，以防斜视。

(3)注意眼的安全与卫生：教育儿童不要玩有可能伤害眼睛的危险物品，如竹签、弹弓、小刀、剪刀等。不放鞭炮，不撒沙子，不用手揉眼，不用别人的毛巾和手绢，盥洗用品要保持清洁，保教人员要定期将这些物品消毒。

(4)组织儿童经常开展各种户外活动，积极锻炼身体；注意供给充足的营养，如维生素A、胡萝卜素、钙等营养素。

(5)对视力差的儿童，应及时查明原因，及时治疗。这个时期是视觉器官发育的关键时期和可塑阶段，年龄越小，治疗的效果越好。

3. (1)注意保持鼻腔和咽腔的清洁卫生，预防感冒，防止中耳炎的发生。如感冒时不要用力擤鼻涕，要保持耳道的清洁，避免病菌侵入耳道引起炎症。

(2)禁止用锐利的工具挖取耳垢,以免损伤外耳道和鼓膜。正常情况下,耳道聚集的耳垢,会随着运动、侧身睡、打喷嚏等动作自动掉出来,倘若发生耳塞,可请医生取出。

(3)成人与儿童说话的声音、听录音的声音等都要适当,不要大喊大叫,更要防止噪音。如听到震耳的大声音要捂耳、张口,预防强音震破耳膜,影响听力。同时,要教育儿童平时用轻声说话,用自然声音唱歌。运用科学的方法,帮助儿童发展听力。

(4)预防儿童患聋哑症,应提倡优生,开展孕期和围产期保健;严格限制使用耳毒性药物(如链霉素、卡那霉素、庆大霉素),这些药物会损害内耳的耳蜗,可致感音性耳聋;积极预防各种传染病,防治中耳炎;根据条件进行听力检查,如发现问题,要及时治疗。

4.(1)感觉功能:广泛分布着各种感觉神经末梢,可分别感受各种触、压、痛、冷、温觉等。

(2)保护功能:皮肤覆盖于人体表面,柔韧而富有弹性,保护体内组织免受外界侵害。儿童表皮层发育较差,保护机能不充足,易发生裂痕和擦伤。同时皮肤中的色素可吸收阳光中的紫外线,可避免紫外线穿过皮肤而损伤内部组织。

(3)调节功能:可调节体温,通过皮肤毛细血管的缩张以及汗腺的分泌来调节对外界气温的适应,体温过高时,皮下血管扩张,汗腺分泌增多,可使体热散发;外界寒冷时,血管收缩,汗腺分泌减少,可减少体热的散发,由此来保持体温恒定。

(4)排泄功能:汗腺分泌的汗液可将水分、无机盐、尿素等代谢废物排出体外。

(5)吸收作用:一些物质可以通过完整的皮肤吸收,如脂溶性物质、乙醇等。

第三章

填空题

1. 量、质
2. 头尾发展规律
3. 指数法、离差法
4. 上等、中上等、中等、中下等、下等
5. 神经、生殖
6. 遗传因素、环境因素
7. 右侧眉弓上缘、左

选择题

1. A
2. A
3. A
4. A
5. A
6. B
7. B
8. A
9. B

问答题

1. 不正常,原因如下:

6岁正常的身高、体重如下计算:

2～12岁身高估计公式:身高厘米＝年龄×7＋75＝6×7＋75＝117厘米

1～10岁体重(千克)＝8＋年龄×2＝8＋6×2＝20(千克)

明明身高100厘米＜117厘米、30千克＞20千克,所以小明比正常发育矮,体重又超重了。

2. 生长发育的总规律;

(1)生长发育的一般规律:头尾规律、近侧发展律、向心律;

(2)生长发育的阶段性和连续性;

(3)各器官系统发育的不平衡性;

(4)生长发育速度的不均衡性;

(5)个体的差异性。

3. 体格生长受到遗传的调控及环境的影响。遗传是影响体格生长的重要原因,决定儿童正常生长发育的特征、潜力及趋向。环境因素又包括以下几个方面:营养、疾病、母亲情况、家庭环境、自然环境和社会环境等。遗传影响儿童体格生长,但遗传潜力的发挥主要取决于环境条件,即儿童生长水平是遗传与环境共同作用的结果。遗传决定生长发育的可能性,环境决定生长发育的现实性。

第四章

第一节

填空题

1. 生长发育

2. 维生素C

3. 维生素A、维生素D、维生素E、维生素K、B族维生素、维生素C

4. 脂肪

5. 钙

6. 基础代谢、食物的特殊动力作用、活动消耗、生长发育、排泄

7. 维生素B1

8. 必需脂肪酸

选择题

1. A

2. A

3. A

4. A

5. A

6. D

7. D

8. B

问答题

1. (1)构成和修复机体组织;(2)参与重要的生理功能;(3)氧化供能。

2. 儿童贫血的生理表现:铁缺乏的儿童易烦躁,对周围不感兴趣、身体发育受阻、体力下降、注意力与记忆力调节过程障碍、学习能力下降、抗感染能力降低、增加铅的吸收等。此外,铁缺乏还可损害儿童的认知能力,引起心理活动和智力发育的损害及行为改变,且在以后补充铁后也难以恢复。

如何预防:

① 在食物中加入如维生素C、有机酸、氨基酸等可以促进铁的吸收。

② 凡在肠道中能与铁形成不溶性铁盐的因素,都不利于铁的吸收,如粮谷和蔬菜中的植酸盐、草酸盐、茶叶中的鞣酸及咖啡中的多酚类物质,胃酸缺乏或抗酸药物,过量的钙或锌等,应减少食用。

③ 含铁丰富且吸收率高的主要为动物性食物,如肝脏、血、瘦肉、鱼类等,植物性食物中含铁量高的有黑木耳、海带、芝麻等应多食用。

④ 特别注意的是乳类含铁量极少,以乳类为主食的婴儿要注意补充铁。

⑤ 大力提倡用铁锅铁铲等炊具,以利于在烹饪过程中增加铁的供给。

第二节

填空题

1. 母乳喂养、混合喂养、人工喂养

2. 牛磺酸

3. 按需喂哺

4. 母乳

5. 初乳、过渡乳、成熟乳

6. 5月20日

7. 巨幼红细胞贫血

选择题

1. B

2. A

3. B

问答题

1. (1)添加方式:根据小儿营养需要及消化能力循序渐进,适应一种食品后再增加一种,从少到多,从稀到稠,从细到粗。逐步过渡到固体食物。

(2)添加时机:天气炎热或患病期间,应减少辅食量或暂停辅食,以免造成消化不良。

(3)食物质量:添加的食品应单独制作,不要以成人食物代替辅食,以保证质量。

2. (1)满足婴儿的营养需求:母乳中不仅含有适合婴儿消化吸收的各种营养物质,且比例合适。随着婴儿生长发育和需要的变化,母乳的质和量能有相应的改变,减少了发生营养不良的可能性。

(2)增强免疫:通过母乳,婴儿能获得免疫因子,增加自身抵御能力,减少疾病。

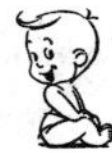

(3)喂哺简便:母乳的温度适宜,不易污染,省时、方便、经济。

(4)增加母婴的情感交流:由母乳喂养,使婴儿能频繁地与母亲皮肤接触,母亲的抚摸,温柔的话语,都使婴儿获得安全感;母婴目光的对视,有利于促进婴儿心理与社会适应性的发育。

(5)母亲哺乳时可产生催乳激素,促进子宫收缩,加速子宫复原;可抑制排卵,有利于计划生育;减少乳腺癌和卵巢癌的发病率。

第四节

选择题

1. B
2. C
3. C
4. D
5. C
6. A
7. B
8. D
9. B
10. B

问答题

1. 食物中毒的特点

(1)潜伏期短,大约在进食后半小时后发病,多为群体性,几乎同时出现一批患儿,时间集中、突然爆发、来势凶猛。

(2)患儿临床表现相似,且多以呕吐、腹泻等急性胃肠道症状为主。

(3)患儿发病与食入某种食物有关,都食用过同一种食物,不食者不发病。

(4)一般人与人之间不传染,停止食用该种有毒食物后,发病即可控制。

(5)有明显的季节性,夏秋季是食物中毒的多发季节。

食物中毒的处理

(1)一旦确定为食物中毒,应立即抢救,并向所在地卫生部门报告。

(2)催吐:如果进食时间在1~2小时内,可使用催吐的方法。最简便的方法是用筷子或手指等刺激咽喉,引发呕吐;或用食盐20克加开水200毫升溶化,冷却后一次喝下,也可多喝几次;还可将鲜生姜100克捣碎取汁,用200毫升温水冲服。如果吃下去的是变质的荤食品,则可服用十滴水来促使迅速呕吐。但因食物中毒导致昏迷的时候,不宜进行人为催吐,否则容易引起窒息。

(3)导泻:如果进餐的时间较长,已超过2~3小时,而且精神较好,则可服用泻药促使中毒食物和毒素尽快排出体外。可用大黄30克煎服,老年患者可选用元明粉20克,用开水冲服,即可缓泻。对老年体质较好者,也可采用番泻叶15克煎服,或用开水冲服,也能达到导泻的目的。

(4)解毒:如果是吃了变质的鱼、虾、蟹等引起食物中毒,可取食醋100毫升,加水200毫升,稀释后一次性服下。此外,还可采用紫苏30克、生甘草10克一次煎服。若是误食了变质的饮料或防腐剂,最好是用鲜牛奶或其他含蛋白的饮料灌服。一般毒素吸收后多由肝脏解毒，然后由肾脏随尿排出，能饮水的患儿可口服大量液体，能起到排毒作用。

(5)卧床休息，饮食要清淡，先食用容易消化的流质或半流质食物，如牛奶、豆浆、米汤、藕粉、蒸鸡蛋羹、馄饨、米粥、面条。避免有刺激性的食物，多饮盐糖水。吐、泻、腹痛剧烈者暂禁食。

(6)如症状无缓解的迹象，甚至出现失水明显、四肢寒冷、腹痛腹泻加重、面色苍白、大汗、意识模糊，应立即送医院救治，否则会有生命危险。

2.(1)应避免用铅、锌、铝制品盛装食物，烹饪食物。可引起铅、锌、铝制品导致人体慢性中毒。

(2)避免食用发芽的马铃薯。因马铃薯的芽及牙根处含有龙葵素毒素，可引起中毒症状。中毒症状为恶心呕吐、腹痛腹泻，严重者体温升高、昏迷。

(3)扁豆、四季豆等一定要熟透后再吃。以免扁豆或四季豆毒素不破坏完全，引起中毒。

(4)鲜黄花必须用开水烫后捞出沥干水分，再以烹调或先用水浸泡，然后再彻底加热。

(5)豆浆必须煮沸后才能食用，因生豆浆含有皂素，抗胰蛋白酶等有害物质，对胃肠道黏膜有刺激作用，可引起呕吐、腹泻。

(6)食物尽量采用蒸、煮、炒等方式，避免烘烤、烟熏方法，因为这样可使食物中的蛋白质、脂肪和糖类焦化，产生致癌物质。

第五章

问答题

1. 预防：每次活动前做好充分的准备工作，向儿童提出活动的具体注意事项，配备足够数量的保教人员，活动过程中保教人员要全面细致的照顾儿童，确保儿童在保教人员的视线范围内从事活动。幼儿园应建立接送制度，防止幼儿走失，防止冒领，交接班时应清点人数。

处理

(1)当不慎擦破皮肤而引起损伤时，应尽早清创处理，用无菌生理盐水或凉开水清洗，越早越彻底清洗，越能预防感染发生。清洗完毕后患处不必包扎，只需每天用0.5%聚胺酮碘(碘伏)轻轻涂擦1～2次即可，涂擦范围超过创面范围2厘米左右。注意保持创面干燥、清洁，最好不要沾水，可用暴露疗法治疗皮肤擦伤，这样创面渗液少，易尽快结痂愈合，并且感染发生率低。

(2)一般的割伤，清水或生理食盐水清洁伤口、擦上消毒药水、盖上消毒纱布、包扎固定。

2. 引起气道梗阻的原因有：儿童将纽扣、玻璃珠、硬币等物含在嘴里；在吃东西时相互追逐、打闹，将口中的食物误吸入气管内；或者家长在给孩子喂药时不注意方法，捏住孩子的鼻子强灌，导致药物进入儿童的气管。

急救措施：采用海姆里克氏手法，反复多次冲击上腹部，增大腹内压力，可以抬高膈肌，使气道瞬间压力迅速加大，使阻塞气管的食物(或其他异物)上移并被驱出。这一急救法又被称为“腹部冲击法”。

3.(1)局部压迫止血：安慰病人，安静坐下，头部应该稍向前倾。压迫出血侧的鼻翼部，一般5至10分钟可止血。

(2)填塞止血法:可用0.5%麻黄素或1:1000肾上腺素湿棉球填入出血侧鼻腔内,要深达出血部位。

第六章

第一节

问答题

1. 治疗和预防

本病无特效治疗,注意休息,多饮水以及对症治疗。发热、头痛及肌肉酸痛可口服退热止痛药,鼻塞可用1%麻黄素液滴鼻。

(1)保持室内空气新鲜,温湿度适宜。卧床休息,多饮温开水,以加快毒素排泄和降低体温。

(2)监测体温,体温超过38.5℃时给予物理降温,或给予解热药,预防高热惊厥,并观察记录用药效果。出汗后及时更换衣服。加强口腔护理,多用温水漱口,咽痛声嘶可以雾化吸入。

(3)饮食要清淡,少食多餐,给高蛋白质、高热量、高维生素的流质或半流质饮食。

积极锻炼身体,增强体质避免受凉、淋雨、过度疲劳等诱因,在上呼吸道感染流行季节尽量不去公共场所,注意居住工作环境的通风换气。

2. 蛔虫病:由蛔虫寄生在人体小肠所产生的疾病。

预防:粪便要无害化处理,以消灭虫卵,教育儿童要讲究饮食卫生,保持手的清洁,饭前便后要洗手,熟食要加热。生食蔬菜要洗烫干净,水果要洗净去皮,切断传播途径。

第二节

填空题

1. 早发现、早报告、早隔离
2. 传染源、传播途径、易感人群
3. 呼吸道传播、消化道传播、虫媒传播
4. 患者、隐性感染者、病原携带者、受感染的动物
5. 对某一传染病缺乏特异性免疫力的人
6. 预防接种
7. 人工主动免疫制剂、人工被动免疫制剂
8. 卡介苗、乙肝疫苗

选择题

1. B
2. C
3. C
4. B
5. D

6. A

7. A

五、儿童常见传染病的预防及处理

选择题

1. D

2. C

3. C

4. B

5. B

6. D

7. B

8. B

9. C

10. B

11. D

12. B

13. A

14. A

第三节

填空题

1. 冷敷

2. 35

3. 时间、部位、体位、血压计

4. 90～140、60～90

5. 16～20、20～30

6. 食指、中指、无名指，拇指

7. 60～70

8. 物理降温

9. 多

10. 饮管吸入

第七章

第二节

填空题

1. 社会交往

2. 心身

3. 原发性遗尿症
4. 活动过度
5. 紧张和忧虑
6. 夜惊
7. 言语
8. 恐惧不安、心理治疗
9. 强迫观念、强迫行为